デンタルスタッフの
クリニカルマナー
～歯科医院における受付・患者応対と事務～

合場千佳子・品田和美・
水木さとみ・山根 瞳 編

医歯薬出版株式会社

This book is originally published in Japanese
under the title of :

DENTARU SUTAFFU NO KURINIKARUMANA
-SHIKAIIN NIOKERU UKETSUKE · KANJA OTAI TO JIMU
(Clinical Manners for Dental Staff-Auxiliary-Secretary in Dental Clinic)

Editors :
AIBA, Chikako et al.

AIBA, Chikako
　　Professor
　　The Nippon Dental University College at Tokyo

ⓒ 2018 1st ed.

ISHIYAKU PUBLISHERS, INC.
　7-10, Honkomagome 1 chome, Bunkyo-ku,
　Tokyo 113-8612, Japan

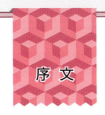

序文

　歯科衛生士を取り巻く環境も変化し，業務内容や業務に従事する場所も少しずつ多様化してきました．その反面，1955 年に歯科衛生士法の一部改正があり，歯科診療の補助が追加され，歯科衛生士の業務は歯科診療所が中心となったのは今から 63 年も前のことですが，就業場所別の状況は相変わらず歯科診療所が 9 割を占めています．その意味では今も変わらず歯科衛生士が患者さんに応対する多くは歯科診療所に於いてであり，逆に，患者さんが歯科と関わる割合の多くは歯科診療所に来院したときであるといってよいでしょう．患者さんの歯科に対する印象は，治療を受けに通院した歯科診療所の対応で左右されるといっても過言ではありません．

　最近では，医療現場でも『ホスピタリティが求められています』といったコメントを耳にします．この言葉は，サービス業における接客の考え方として示されているようですが，歯科診療所にも必要な時代になっていると思います．患者である相手のことを思いやり，信頼や安心感を与え，医療従事者としての人間性や心が加わることで患者の治療に対する向き合い方も変わると思われます．医療人としてのホスピタリティが仕事の満足度にもつながるはずです．

　そこで本書では，医療に携わるものとしての心構えや人格を養う大切さを 1 章に掲載しました．そのほかには，社会人としての対応とマナー，歯科診療所の特徴をふまえた患者さんへの接し方，歯科衛生業務の記録の作成や情報共有の仕方，今後よりいっそうニーズが高まる在宅訪問診療でのクリニカルポイント，さらに最低限知っておくべき医療保険の知識やレセプトコンピュータによる請求なども含み，プロフェッショナルな対応を目指した内容が満載です．

　また，新たなこころみとして，日本語以外を母国語とする患者対応のケースも取り入れました．近年，外国人の居住者や長期滞在の観光客が増加しており，歯科診療所でも外国人の患者さんに対応する機会が増えています．今回は，歯科診療所にはじめて来院した場面を想定し，歯科衛生士が行うアセスメントや処置に対応できる会話例や会話のヒントとなるツールを示しましたが，文化や生活習慣が異なる患者さんと接する際には，なによりも共感するスキルを身につけることが重要です．本書の対象は，歯科衛生士養成校の学生や歯科診療所勤務の新人歯科衛生士向けに作成しましたが，多くのデンタルスタッフの方々に活用していただきたいと思います．

　2035 年の医療ビジョンでは，多職種連携を前提とした人材育成の推進が提案されています．本書を活用された方々が，歯科衛生士としてのキャリアを蓄積することで社会に必要な人材となることを深く願っております．

2018 年 2 月

編集委員代表　合場千佳子

デンタルスタッフの クリニカルマナー
～歯科医院における受付・患者応対と事務～

もくじ

歯科衛生士の一日 ……………………………………………………………… 2

1章 歯科医療従事者としての心構え
水木さとみ

1. 心構えの意義 ……………………………………………………… 4
2. 歯科医療従事者としての人格を養う …………………………… 5
　1）治療的自我を養う／2）自己成長を促す行動パターン／3）患者さんとの信頼関係を築く共感力

2章 応対の基礎知識
山岸弘子

1. 社会人として求められる基本のマナー ………………………… 7
　1）挨拶と言葉遣いのポイント／2）身だしなみ／3）報告と連絡
2. 電話応対の基本 …………………………………………………… 10
　1）基本的な受け答え／2）取り次ぎの仕方

3章 歯科医院のクリニカルポイント
品田和美

1. 患者対応の基本 …………………………………………………… 12
2. 時間の重み ………………………………………………………… 13
　1）治療時間が延びる場合の対応／2）治療時間が延びないように事前に考えておくべき対処法
3. 患者を迎える準備 ………………………………………………… 14
　1）ミーティング
4. 患者さんの来院から退出までの対応 …………………………… 16
　1）受　付／2）待合室／3）患者誘導／4）診療室／5）問　診／6）診療時の配慮／7）治療後の配慮／8）退室後の確認と清掃
5. 会計と次回のアポイントメント ………………………………… 21
　1）受付での応対／2）診療室で説明した薬や物品／3）治療の内容とアポイントメント
6. 診療後の業務 ……………………………………………………… 22
　1）診療室での片付け／2）業務記録の記載

4章 対象別・状況別対応（リスクマネジメント）

小原由紀，鈴木厚子，安田昌代，荒川優子，合場奈美，筋野真紀

1. さまざまな患者対応 ……………………………………………………………… 26
   1）高齢の患者さんへの対応／2）小児の患者さんへの対応／3）障害のある患者さんへの対応／4）日本語以外を母語とする患者さんへの対応

2. 状況別の対応（ケーススタディ） ……………………………………………… 42
   1）急患への対応／2）キャンセルへの対応／3）患者さん以外の電話，来客への対応／4）インシデント・アクシデントへの対応

5章 院内でのクリニカルマネジメント

小森朋栄，田中純子

1. 文書・個人情報の取り扱い ……………………………………………………… 54
   1）個人情報とは／2）要配慮個人情報とは／3）歯科医院で扱う個人情報／4）診療録などの取り扱い

2. 物品の管理 ………………………………………………………………………… 56
   1）発 注／2）在庫管理／3）5S（整理，整頓，清掃，清潔，しつけ）の考え方

3. 待合室の管理 ……………………………………………………………………… 58
   1）環境づくり

4. IT機器の活用 ……………………………………………………………………… 59
   1）歯科医院でのパソコンの利用

6章 院内での情報共有

水木さとみ，細入枝里，品田和美

1. 問診票 ……………………………………………………………………………… 62
   1）問診票取り扱いの注意点／2）問診票の種類／3）問診票の質問項目／4）問診票を活用したメディカルインタビュー

2. 情報共有のシステム化 …………………………………………………………… 69
   1）Patient record の特徴と活用方法／2）Patient record の実際

3. 業務記録の書き方 ………………………………………………………………… 71
   1）SOAP形式での書き方／2）歯科診療所勤務の歯科衛生記録例／3）病院勤務の歯科衛生記録例

7章 歯科訪問診療のクリニカルポイント

木戸田 直実

1. 歯科訪問診療の流れ ……… 76
1）歯科訪問診療の受付／ 2）診療前の準備／ 3）訪問時のマナー／ 4）診療中のマナー／ 5）診療後の片付け・報告・会計

2. 他の医療・介護職との連携時の心構え ……… 81

8章 医療保険制度の概要と仕組み

大島克郎，猿谷芳朗

1. 医療保険制度の基礎知識 ……… 83
1）医療保険制度とは／ 2）医療保険の種類／ 3）医療費の患者負担割合／ 4）保険医と保険医療機関／ 5）歯科診療報酬点数表／ 6）診療報酬の請求と支払いの流れ

2. 診療録の基礎知識 ……… 87
1）診療録の取り扱い／ 2）診療録に使用できる用語の略称

3. レセプトコンピュータによる請求 ……… 89
1）レセプトコンピュータの基礎知識／ 2）診療録入力，診療報酬明細書の作成・提出

付録

①処方せんの書式例 ……… 93
②診断書の書式例 ……… 94
③歯科技工指示書の書式例 ……… 95
④産業廃棄物管理票の書式例 ……… 96
⑤患者紹介状の書式例 ……… 97
　a. 他院への紹介用／ b. 他科への対診書として使用する書式例／ c. 大学病院歯科宛の診療情報提供書式例
⑥来院報告書の書式例 ……… 97
⑦歯科診療録の書式例 ……… 98
⑧領収証の書式例 ……… 98
⑨診療報酬明細書 ……… 99
⑩歯科の診療録及び報酬明細書に使用できる略称について ……… 100
⑪新型コロナウイルス感染症（COVID-19）流行における歯科医院での対応 ……… 101
さくいん ……… 110

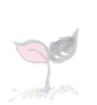

デンタルスタッフの
クリニカルマナー
～歯科医院における受付・患者応対と事務～

歯科衛生士の一日

ある日のタイムテーブルです．時間を追いながら，各場面を思い浮かべて，それぞれどのような準備が必要なのか医院で考えてみましょう．

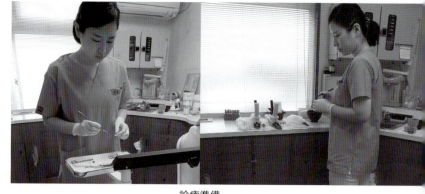

診療準備

出勤

診療前に行うこと
換気，清掃
器具や薬液などの準備
診療の準備
前日の資料整理
（エックス線写真など）

ミーティング
当日の治療の確認と次回の予定をスタッフ全員で確認

AM

PM

午前中の洗浄，消毒，滅菌をする

義歯の調整
● 確認しておくこと
痛いところがないか
着脱はスムーズにできるか
飲み込むときに苦しくないか
発音しにくい言葉がないか

昼休み

午後の診療準備

抜髄
体調の確認（麻酔をする前に）
防湿に注意
TEK の作製（必要に応じて）
抜髄後の注意

プロービング診査　　患者指導（食生活）　　プロフェッショナルケア

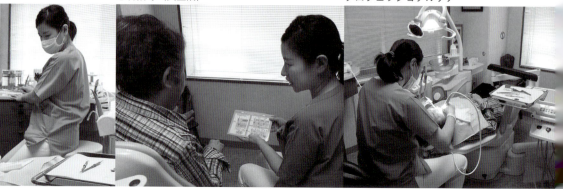

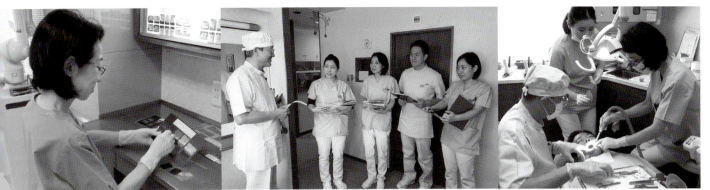

前日の資料整理　　　　　　　　　　　　　　ミーティング　　診療中（アシスタントが二人必要な場合）

治療スタート
インレー形成，印象

抜歯
- 体調の確認
  朝食をとっているか
  眠れたか
  内服薬確認
  血圧の測定
- 抜歯後の注意

初診患者
問診（全身的，歯科的）
口腔内，外の診査
エックス線写真撮影の補助
口腔内写真撮影

歯周基本治療
プロービング診査
プラークコントロールの状態を把握
診査結果により歯科衛生計画を立てる（診療後）

メインテナンス・SPT
- 問診（主訴，全身状態の確認）
- 口腔内診査
  プロービング診査
  プラークコントロールの状態（PCR）
  う蝕の診査
  咬合診査（歯科医師）
- 患者指導
  TBI
  食生活（食事内容，間食，飲料）
- エックス線写真撮影の補助（毎回ではない）
- 口腔内写真（毎回ではない）
- プロフェッショナルケア（SC，SRPなど）

診療終了
- 片付け
  器具・機材の洗浄・消毒・滅菌
  ユニットまわりの清拭
  床の掃除
  滅菌後の器具，機材を戻す
- 次の日の医院全体のアポイント内容を確認
- 担当患者さんの状況を確認
- 今日の業務記録（時間中に記録できなかったもの）

帰宅

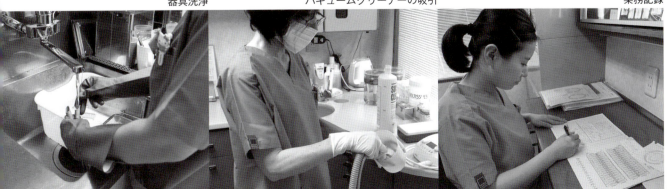

器具洗浄　　　　　　　バキュームクリーナーの吸引　　　　　　　　　　業務記録

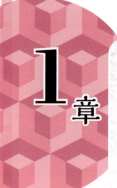

1章 歯科医療従事者としての心構え

1. 心構えの意義

　歯科医療従事者としての心構え，そこには，社会人としての自覚と責任をもって診療に携わることが求められます．本書で学ぶ歯科医療業務の一つひとつ，すべてに意義が存在します．清潔感あふれる環境づくりとスタッフの身だしなみは，患者さんに歯科医院を印象づける決め手となります．社会人としてのマナーと言葉遣いが身についた歯科医療従事者からは誠実さが伝わります．臨床では，日常的に患者さんの保険証や診療録を扱いますので，個人情報の取り扱いには十分な注意と配慮が必要です．一日の診療の流れを正確に理解し，清掃・診療録・書類・パソコン関連・物品・薬品・歯科用器具などに関する院内マネジメントの徹底と，スタッフとの連携をしっかりとることで，安全が確保され，診療の効率化がはかれます．起こり得るハプニングを回避する努力は欠かせません．

　しかし，人は全能ではないだけに，ときにアクシデントに見舞われることがあります．そのときは，生じた出来事を直視し，問題を分析し，同様のアクシデントが起こらないよう新たなルールやシステムづくりを構築することが大切です．常に安全確保への配慮を心がけ，年々進歩する予防法や治療法における理論や技術を学ぶ努力が必要です．同時に，患者対応もまた重要な課題です．

　医療では科学的根拠に基づく医療（EBM：Evidence Based Medicine）が重視されると同時に物語に基づく医療（NBM：Narrative Based Medicine）の重要性も合わせて問われるようになりました．NBMでは，来院する患者さんにはそれぞれ独自の物語があり，医療者は疾患のみならず，患者さんの物語，つまり疾患の背後に存在する心理社会的背景にも耳を傾ける姿勢が大切であるといわれています．デンタルスタッフは，患者さんが安心して受診できるよう，患者さんの思いを理解し適切なサポートを通して，患者さんからの信頼を得る態度を日頃から心がけることが大切です．

Column　NBM：Narrative Based Medicine

　ナラティブとは「物語」と訳され，患者さんが対話を通じて語る病気になった経緯や理由，病気に対してどのような思いがあり，どのように考えているかなど，患者さんの「物語」から，身体面・心理面・社会面なども含めて理解し，全人的にみていこうとする医療姿勢です．

2. 歯科医療従事者としての人格を養う

1）治療的自我を養う

　痛みを抱える患者さんが，信頼する主治医の前に座っただけで気分が落ち着き，次第に痛みが緩和されていくことがあります．これは，治療者のパーソナリティが患者さんに伝わり，安心感をもたらすことから，痛みの感覚が軽減しているということが考えられます．身体的な痛みを抱える患者さんは，それに付随した精神的痛みをもっています．医療者側の人柄や患者さんに接する姿勢や態度は，患者さんの精神的痛みに影響します．みずからの訴えや辛い気持ちが，なかなか医療者に理解されないと感じた患者さんは，苛立ちや不安を覚えます．こうした精神的苦痛により，さらに痛みを増強して感じることがあるのです．

　一方，医療者と患者さんとのあいだに良好な関係が築かれ，患者さんの不安が解消されて安心感が得られたとき，患者さんの痛みの感覚にも変化が現れ，軽減していきます．患者さん自身が，症状の痛みをどのように認識するかを「疼痛認識」という言葉で表しますが，そこには精神的な要因が大きく左右するといわれています．医療者は患者さんの話に耳を傾け，気持ちや思いに寄り添い，共感的理解を示し，専門的立場からより患者さんの状態を良い方向に導く姿勢が求められており，こうした医療者側のパーソナリティを「治療的自我」といいます．チーム医療が求められるなか，歯科衛生士は患者さんに，より近い存在であるからこそ，大きな役割を果たします．

2）自己成長を促す行動パターン

　仕事を通してさまざまな出来事に遭遇します．そこから多くのことを学び，人間力が養われます．一般的に人には二つの行動パターンがあると考えられています．一つは無自覚・無意識的な行動パターン，そして，二つめは自覚・意識した行動パターンです．前者は，その人自身の本来の行動パターンとして表れ，今までの人生の中で形成され，身についた自然な行動パターンです．一方，後者は，新たな体験学習，つまり，何らかの経験を通して学んだ行動パターンです．考え方や対応など，新たに身についた行動パターンでもあり，みずからの成長を促します．

　とある歯科衛生士のAさんは，会話が苦手で，行動も消極的，何事にも控えめな女性でした．Aさんは，歯科医療に携わるなかで，患者さんとの信頼関係を築くためには，みずから積極的に話しかけることが必要であることに気付きました．そして，患者さんに接する際には，常に笑顔で挨拶することを意識し，みずから積極的にコミュニケーションをとるように心がけました．やがて，そうした振る舞いは，Aさんの自然な行動パターンとして身についていき，苦手意識が克服されました．はじめ，Aさんは，会話が苦手で控えめな人でしたが，みずからの気づきから，積極的に行動することを意識して心がけたことで，新たな行動パターンが養われていきました．そして，それが習慣化することで，やがて，Aさんの自然な振る舞いとなって身についていったのです．人は，さまざまな体験を通して多くのことを学びます．そして，そこから限りなく成長していくことが可能です．仕事を通して学習したさまざまな行動パターンは，みずからを成長に導きます（図1）.

3）患者さんとの信頼関係を築く共感力

　デンタルスタッフが患者さんとの信頼関係を築く最大の鍵は，「共感力」といっても過言ではないでしょう．共感とは，単に相手の気持ちや意思を表面的に理解するといったレベルに留まりません．同意や同感（私もそう思う / 私も同じ意見）とは，質が異なります．また，同情（気の毒に / 可哀そうに）とも違った意味合いをもちます（図2）．同意や同感，同情は，あくまでも，こちら（聴く側）の考え方や思い，みずからの体験に基づいて，相手を理解しようとしている状態です．これに対し共感は，決して主観で理解するのではなく，感情移入することのない中立な姿勢で，相手の思いや気持ちに寄り添い，共有し，理解することを表します．患者さんは，どのような悩みを抱え，何が不安なのか，何を期待し，何に見通しが立たないのかなど，患者さんの世界を理解し，患者さんとともにその悩みや気持ちを共有する状態を表します．患者さんに共感する力は，患者さんの心理状態に変化をもたらします．みずからの思いやつらさを理解してもらえたと感じた患者さんは「安心感」をもちます．安心感は，「信頼」につながり，このときはじめて，患者さんはこちらの話に耳を傾けてくれるようになるのです．患者さんに歯科衛生指導をするにあたって，専門的知識を最大限に発揮するためには，患者さんへの共感的理解が求められます．

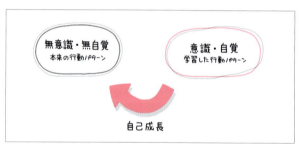

図1　自己成長を促す行動パターン

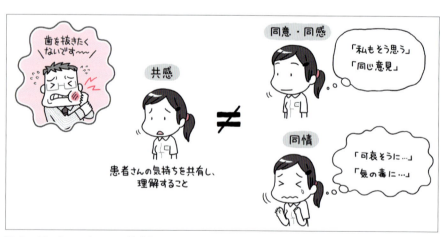

図2　デンタルスタッフの共感力
　患者さんとの信頼関係を築くために必要な専門性です．

参考文献
1）　桂　載作：やさしい心身症（ストレス関連病）の診かた．チーム医療，東京，1986．
2）　全国歯科衛生士教育協議会監修：最新歯科衛生士教本 心理学．医歯薬出版，東京，2007．

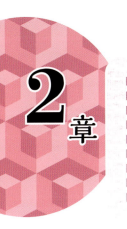

応対の基礎知識

1. 社会人として求められる基本のマナー

1）挨拶と言葉遣いのポイント

　社会に認められ，周りの人と心地よい関係を築いていくためには基本のマナーの習得が必要不可欠です．マナーに基づいた言動や身だしなみは，周りの人に安心感を与え，心の扉を開ける力があります．

（1）基本の挨拶

　明るくさわやかな挨拶を心がけます．よい関係を築きたいという気持ちを届けるよう，相手の目を見て丁寧な発音を意識することが大切です．患者さんに対しては，穏やかな笑顔を意識し，相手の心身の状態に合わせて声のトーンを調節できるように心がけます．

　お辞儀の仕方は大きく3つに分けられています．会釈，敬礼，最敬礼の3つです（図1）．医療機関では，治療前後の挨拶に会釈を用いることが多いですが，初対面の自己紹介などでは敬礼，お詫びのときには最敬礼が用いられます．相手の目を見る→言葉→お辞儀→相手の目を見る，という順序で挨拶します．

（2）言葉遣いのポイント

　①基本の敬語

　職場では，基本的に敬語を使い，患者さんに対して話すときも敬語を使います．

　現在は，患者さんに対して敬語を使うことが一般的なマナーとなっていますので，基本の敬語はぜひ身につけておくべきです．相手側の行為は尊敬語，自分側の行為は謙譲語で

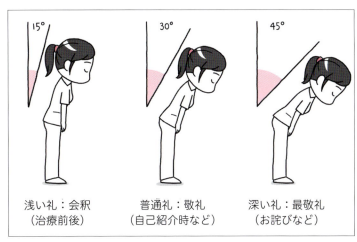

図1　お辞儀の仕方

表します（**表1**）.

　敬語には丁寧さのレベルがあります．地域性や医院の雰囲気により，使われる敬語のレベルは異なっています．院長先生や主任の指示に従って敬語のレベルを選択していきます．

②業務中の私語

　業務中の私語は控えなければいけませんが，なかでも患者さんのプライバシーにかかわることをほかの患者さんの前で口にするのは厳禁です．医療従事者には守秘義務が法で定められていますので，心して業務にあたることが大切です．

③差別語の確認

　相手を不快にさせる恐れのある言葉は極力使わないように配慮します．よく知られた差別語もありますが，昨今，言い換えが進んでいる言葉もあるので，確認しておく必要があります．以下は患者さんに関係する可能性のある言葉を示しました（**表2**）.

④言葉の癖

　言葉遣いの癖は，一朝一夕には直りません．半年から一年，長い期間努力して直していくものです．普段の生活（学校生活など）から少しずつ癖を直すように意識します．

　会話の途中で語尾を上げる半クエスチョン形や「じゃないですかぁ↗」や語尾伸ばしなどは，相手になれなれしい印象や押しつけがましい印象を与えてしまいます（**表3**）.

表1　基本の敬語表現

普通語	尊敬語(相手の行為)	謙譲語（自分の行為）
います	いらっしゃいます	おります
言います	おっしゃいます	申します / 申し上げます
行きます	いらっしゃいます	まいります / うかがいます
来ます	いらっしゃいます / お越しになります	まいります / うかがいます
聞きます	お聞きになります	お聞きします / うかがいます
見ます	ご覧になります	拝見します
読みます	お読みになります	拝読します
食べます	召し上がります	いただきます
知っています	ご存じです	存じています / 存じ上げています

表2　言い換えたい言葉の例

言い換えたい言葉	言い換え例
年寄り，老人	ご高齢の方
父　兄	保護者
特殊学級	特別支援学級
登校拒否児	不登校の児童・生徒
外　人	外国人

表3　言葉遣いの癖の例

会話のはじめ	…っていうか，いや，だから
あいまい表現	…みたい，って感じ，…ぽい，…的な
雑な印象の表現	やばい，…なやつ，やっぱ，まじ

2）身だしなみ

デンタルスタッフに求められるのは，清潔感です．清潔であることはもちろん重要ですが，清潔な印象を患者さんに与えることがポイントです（図2）．毎日洗髪していて清潔であっても，毛先が枝毛だらけで変色していれば清潔な印象を与えることはできません．

毎日の日課として，髪やメイク，手の爪，ユニフォーム，靴下や室内シューズ，アクセサリーなどをチェックすることを心がけましょう．

3）報告と連絡

報告・連絡・相談は「ほう・れん・そう」ともよばれ，社会人の義務とされています．ここでは報告と連絡について示します．経験の浅いスタッフから業務上の報告がないと主任や院長先生は不安になります．まず業務に取りかかる前に「これから〇〇に取りかかります」と報告し，終了したら「〇〇が終了しました」と報告します．日数がかかる場合は「今日は〇〇まで終了しました」と中間報告をすると，主任や院長先生に安心感を与えます．

（1）報　告

報告には，事前報告，中間報告，事後報告があります．業務にとりかかる前に院長先生に報告し，進捗状況を報告し，終了したら事後報告をします．

（2）連　絡

連絡は内容を整理してから話し始めます．考えながら話すと「あのー」，「えっと」，「なんていうか」などの不要な言葉が入りがちになります．その結果，報告の時間が延び，相手の貴重な時間を奪うことになります．内容を整理したうえで，相手が聞きたい順番に話すとストレスを与えない連絡になります．一般的に，「タイトル→結論→内容」という順序で行うと伝わりやすい連絡になります．タイトルは，メールでいえば件名にあたるものです．メールに件名があると読み手の心の準備ができるように，話にタイトルをつけると聞き手も聞く準備をすることができます（表4）．

日頃から意識し的確に伝達できるよう習慣づけておきましょう．

> ☞ここがPoint!
> 事前に報告すべき相手を院長先生に確認しておきます．

図2　身だしなみの基本

- ・爪は短く切り，ネイルアートはしない
- ・髪はまとめ，顔にかかる髪はピンで留める（額を出すと明るい印象になる）
- ・染髪は院内の取り決めに従う
- ・傷んだ毛先は不潔に見えるので手入れが必須
- ・メイクは最小限にとどめる
- ・フレグランスはつけない
- ・シューズの表面だけではなく，裏が黒くなっていないかも確かめる
- ・制服のほつれなどを直しておく

表4　連絡の整理事例

タイトル	技工所からの電話
結　論	納品が遅れる
内　容	10時に納品予定だったが，13時になる

2. 電話応対の基本

1）基本的な受け答え

　固定電話では，受話器の取り扱いに注意して，相手に好感を与える応対をしましょう．受話器を乱暴に扱うと患者さんの耳に負担をかけ，結果的に患者さんを乱暴に扱ったことになってしまいます．

　初診の申し込みの患者さんは，全神経を研ぎ澄ませて歯科医院の雰囲気を電話応対から感じ取ろうとしています．声と言葉だけで信頼を得るために，正しい敬語を使い，落ち着きのある声を出し，明快で美しい話し方を心がけます（表5）．

表5　電話応対の基本

手　順	言　葉	応対のポイント
1. コール音3回以内に出る ↓		4回以上鳴らしたら「お待たせいたしました」という
2. 歯科医院名を名乗る ↓	はい，○○歯科医院でございます．	電話の第一声は聴き取りにくいので「はい」を入れると親切
3. 名前を確認 ↓	お名前を承ります． ○○さんでいらっしゃいますね．	フルネームを聴いておくと間違いを防げる
4. 挨　拶 ↓	ご無沙汰しております．その後いかがでいらっしゃいますか．	再診の患者さんには親しみを込めて挨拶する
5. 用件を確認 ↓	今日はいかがなさいましたか．どのような症状でしょうか．ご予約でしょうか．	相手が話しやすくなるよう，語尾をやさしく発音する
6. 予約をとる ↓	○日○曜日，○時のご都合はいかがでしょうか．	日時をはっきり発音する
7. 復唱する ↓	復唱させていただきます． ○○さんのご予約を○日○曜日○時に承りました．	曜日を入れると記憶に残りやすい
8. 名乗る ↓	私，○○が確かに承りました．	名乗ると相手に安心感を与える
9. 挨　拶 ↓	気をつけてお越しください． お大事になさってください．	患者さんの不安を取り除くためにやさしい声で話す
10. 静かに受話器を戻す	失礼いたします．	フックを押し電話を切ってから，静かに受話器を戻す

2) 取り次ぎの仕方

取り次ぐべき電話主を，あらかじめ院長先生や主任に確認しておきます．

相手が名前や所属を名乗らない場合は，「お名前を承ります」「恐れ入りますが，どちらの○○様でいらっしゃいますか？」などと尋ねます．問いつめている印象にならないように，言葉は丁寧に，口調もやさしく尋ねます．

取り次ぐ場合は，雑音が入らないよう必ず保留ボタンを押し，迅速に取り次ぎます（図3）．

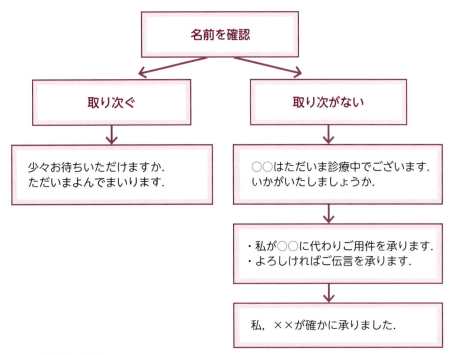

図3　取り次ぎの仕方

> ### Column　クッション言葉
>
> 会話のクッション役をする「クッション言葉」をご存じでしょうか．「恐れ入りますが」，「お手数をおかけしますが」，「ご面倒でも」，「よろしければ」などのクッション言葉を使うことで，患者さんへの配慮や，やさしい気持ちを伝えることができます．特に電話では表情が見えないので，声やクッション言葉で「あたたかさ」を伝えることを心がけます．基本となるクッション言葉を練習しておくことが大切です．

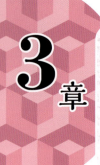

3章 歯科医院のクリニカルポイント

　歯科医療に携わる者として,「患者さんのためによい医院でありたい」「患者さんと長くお付き合いしたい」と思います．そのためには,何が必要なのでしょうか．医療者としては,当然治療に必要な知識と技術のレベルアップを目指さなければなりません．

　しかし,それだけではない「患者さんの気持ちをくみ取れる医療」が求められていると思います．目に見えない部分にどれだけきめ細かく配慮できるのか,一人ひとりの配慮が医院の総合力となり,患者さんの評価につながります．

　大切なことは,「心遣い」「思いやり」「その人の気持ちになる」など,相手に対する「気づき」のアンテナをもつことです．少しの「気づき」が積み重なれば,患者さんの不安や不快が少なくなります．そして,歯科医院のスタッフもより仕事が円滑になり,質の高い医療を提供できます．

　ここでは,歯科医院の一日の流れからクリニカルポイントを考えてみます．

1. 患者対応の基本

みなさんは国民の歯科に対する意識や要望を知っていますか？
たとえば「通院したい歯科医院」を考えてみると下記のような要望があります．

- 時間：通院に便利．待ち時間が短い．治療期間が短い．治療回数少ない．
- 対応：歯科医師,スタッフの対応がよい．治療の説明がわかりやすい．
- 治療技術のレベルが高い．
- 痛みへの配慮がある．
- 設備や医療器具が衛生的である．
- 予防に力を入れている．

　これらの要望に十分応えられないと,転院や中断につながると考えられます．実際には,何を優先して歯科医院を選択しているのかは個人で違います．一人ひとりと話をするなかで,優先することに気づき,確認して対応することが求められます．

2. 時間の重み

みなさんは，一日に何回時計を見ますか？「時間」はスタッフ全員で意識することが必要です．一人の治療時間のなかでも起承転結があり，時間配分をするために時計を見ることも多いはずです．また，準備不足では治療の中断や，あわてて失敗も起こりやすくなります．ゆとりをもって，「一歩先を読む」ことで治療がスムースになり時間を有効に使うことができます．

歯科ではアポイントメント制での治療が多く，患者さんと医院両方が予定を立てやすいというメリットがあります．しかし，思わぬことで約束の時間が守れない場合もあります．医院側では一生懸命に治療をしているので，つい少しなら延びてもいいかなと思いがちですが，患者さんのなかで時間を守ることへの要望は大きいものです．

いくつかの場面を想定して，どう対応したらよいか考えてみます．

1）治療時間が延びる場合の対応

＜本人に＞

「治療が●分くらい延びてしまいそうです．大変申し訳ありません」と伝えます．

まず，何分程度延びるのか伝えて了解を得ます．そして，次の予定がないか，もしあるのなら連絡する必要の有無を確認します．

＜次のアポイントメントの患者さんに＞

「大変申し訳ありませんが，あと●分ほどお待ちいただけますか」と伝えます．

まずお詫びをして，お待ちいただく時間をお伝えすることが大切です．いつまで待つのかわからないと，実際より長く感じるばかりか，イライラしてきます．仕事の合間や休みをとって来院している方もいます．

時間が延びると，ご本人と次の患者さん両方に迷惑がかかることを医院全体で考えることが大切です．また，普段からお待たせすることが多いと，それを見込んで遅れて来院する患者さんも増え，アポイントメントのコントロールがさらに難しくなります．

2）治療時間が延びないように事前に考えておくべき対処法

（1）アポイントメントの決定

治療内容と時間を歯科医師に確認してアポイントメントの日時を決めましょう．

時間に余裕が必要な治療を把握して次の（2）〜（5）のポイントを守ることで成否が決まります．

＜時間に余裕が必要な治療の例＞

・血圧の測定をしながらの処置が必要な場合

・難抜歯になる可能性がある場合

・多数歯の形成や印象，テンポラリーレストレーション（以下，テンポラリー）の作製や修正がある場合

3章
歯科医院のクリニカルポイント

(2) 次の治療の準備

当日の治療がスムースにできるように，確認をしておくことが大切です．

- 患者さんに次回の治療の部位と処置内容を説明
- エックス線写真やスタディモデル，プロービングのデータなど必要な診査の確認
- テンポラリーの作製や印象用のトレーの準備ができているかの確認

> **ここが Point!**
> 説明の時間が多く必要な患者さんの場合は，診療を早めに終え，十分説明します．

(3) タイムテーブルを考えた進め方

治療が時間ギリギリに終わると少しずつ遅れていくので，時計を見つつ 5 分前を目標にして，その日の治療の説明や注意事項を伝える時間をとります．

(4) 急患のアポイントメント

電話を受けたときにどのような症状かを確認して準備ができるようにしておきます．

空いている時間がないところに受け入れる場合は，電話で患者さんにそのことを伝え，少しお待ちいただくことを了解していただきます．また，アポイントメントをとっている患者さんになるべく迷惑がかからないように考えます．

(5) メッセージの伝え方

患者さんの診療中に直接伝えるのではなくメモで伝えます（図 1）．

- 急患が入るときは来院時間と症状のメモが必要です．
- 治療が延びるときや，治療内容が変更になったときはメモを回し，手伝えるスタッフは該当するチェアに行くようにします．
- キャンセルがあったときは理由や症状の有無などのメモが必要です．キャンセルした患者さんの前に診療している患者さんから治療を続けてよいと許可があれば時間を延長することもあります．
- 患者さんの来院が遅れるときは何分くらい遅れそうかのメモが必要です．

> **ここが Point!**
> スムースな治療のためにメモを活用しましょう．

3. 患者を迎える準備

ここからは一日の流れに沿って説明します．

まず換気をしてから室温の調整をして，快適な空間で診療がスタートできるようにします．玄関，受付や待合室なども整理整頓されているか確認します．診療室では，コンプレッサーの電源を入れ，ユニット周囲の整頓とスイッチを確認します．そして最初の患者さんの治療の準備をします．

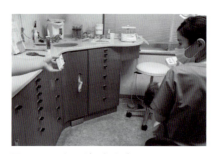

図 1　メッセージの伝え方

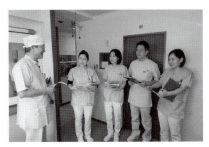

図2　朝のミーティング

1）ミーティング

（1）前日の確認（個人で確認）

次の日のアポイントを見て，分からないことがないか，時間配分が窮屈な時間帯がないかなど全体を確認しておきます．また，自分の担当する患者さんの状況と予定を明確にしておきます．

（2）朝のミーティング（1日の流れをつかむ）

診療開始前の20分間で当日の治療の確認と次回の予定の打ち合わせをします（図2）．各医院によって違いますが主な内容は次のようなことが中心となります．

＜受付＞
①アポイント変更の有無
②新患・急患の患者さんの電話を受けたときの様子や症状
③前回お待たせしたことなど，注意事項はアポイントをとる際にメモする

＜歯科技工士＞
①当日装着する補綴物に関して制作中に気をつけたこと
②今日の仕事の予定と質問・確認

＜歯科衛生士＞
①担当者として気づいた点や情報の伝達（患者さんが不安に思っていることや体調，希望，仕事の忙しさ，家族のこと，食生活のことなど必要に応じて）
②歯周治療の進行状況，注意して観察していること，患者さんに指導しているポイントなど
③メインテナンスの患者さんは，前回の来院日，注意すべき項目の確認（カリエスや歯周病，咬合状態でのリスク部位）
④患者さんへの配慮（補聴器を使用，背中が曲がっていてチェアを水平にできないなど）

> **ここがPoint!**
> 伝達すべき事項はカルテの表紙に大きくメモします．心疾患・高血圧・高血糖の患者さんなど特に注意が必要な場合は，血圧測定や内服薬の確認などが必要です．

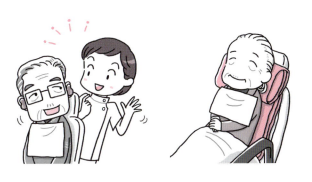

これらのことを中心にスタッフが一人ずつ報告し，それに対して歯科医師の考えや補足があります．この時間があることで，その日の診療室での流れが把握できます．ただし報告の時間は短いので，「この患者さんの今日の処置について特に必要な情報」にポイントを絞っておくことが大切です．はじめは慣れないのでとまどいますが，これもトレーニングです．続けていくと患者さんへの説明や対応に役立ちます．

4. 患者さんの来院から退出までの対応

1）受 付

受付は医院としての第一印象になるところです．笑顔で気持ちのよい応対ができるように心がけます．

保険証，高齢者受給者証，診察券などを受け取り，合わせて有効期限や住所，勤務先の変更がないかも確認します（図3）．

アポイント制であれば，なるべく待ち時間のないように心がけます（P.13 参照）．

順序が逆転し，早く来ていただいた患者さんにお待ちいただく場合もあります．その場合は担当の歯科医師や歯科衛生士が，状況を伝えてお詫びをするようにします．

> **☞ここがPoint!**
> 来院した順番がわかるように，診察券を並べておきます（図4）．

<来院のときの対応例>
例：初診の患者さん
「おはようございます，○○さんですね．お電話で右上の歯に痛みがあるとうかがいましたが，その後の痛みはいかがですか？」
⇒電話での話が伝わっていて安心できるように，また，話しやすいような対応を心がけます．
例：メインテナンスの患者さん
「こんにちは！お元気でしたか？夏休みはとれましたか？」
⇒数カ月間，体調の変化などなかったですか？お待ちしていましたよという気持ちで迎えます．患者さんにはなんでも話してもらえるよう心がけます．
例：急患の患者さん
電話を受け，急患として来院していただくようにします．患者さんには，時間を指定しますが，お待ちいただくことも伝えておきます．
患者さんの状況を聞いて，すぐに対応できるように歯科医師やスタッフと連携をとります．そして，待ち時間を提示できるようにします．
⇒「仮歯がとれてしまって，ご不自由をおかけしました．歯の痛みはありませんか？準備しておりますので，10分ほどお待ちいただいてよろしいでしょうか？」

2）待合室

読み終わったあとの新聞や本などが整理されているか，絶えずチェックが必要です．乱れていると医院全体のイメージが雑然としたものになります．

受付での対応が一段落するごとに，見渡しておくことも大切です（図5）．

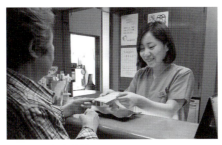
図3 来院時受付

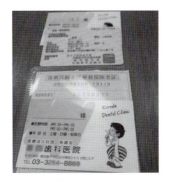
図4 診察券を来院順に置く

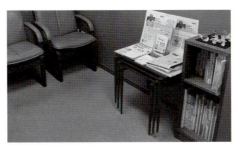
図5 待合室

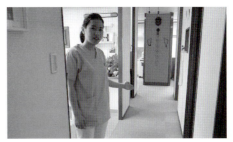
図6 患者さんの誘導

3）患者誘導

患者さんがどこに行けばいいのかはっきりわかるようにします．
「○○さん，こちらへお入りください」と，誘導します．
そのときに，患者さんの歩くスピードや介助が必要かなど配慮します（図6）．

> ここがPoint!
> 高齢者は足下の段差などにも注意が必要です．

4）診療室

通りやすいようにチェアサイドのカートなどの位置に注意します．衛生面から患者さんがチェアに座ってからコップや診査用器具を出します．また，恐怖心を起こしやすい外科用器具などは，患者さんに見えないような配慮が必要です．

5）問　診

初診の患者さんの場合，特に問診が重要です．主訴や要望は何かを把握することはもちろんですが，全身状態，年齢，職業，家族構成などから患者さんの背景を理解しておくことが必要です．メインテナンスにおいても，そのときの主訴や全身の状態，生活面での変化がないかを確認していきます．問診の例とポイントを章末に示します（P.23～25 表1～3参照）．

6）診療時の配慮

治療前の患者さんの表情や行動，治療中のしぐさからもあらゆる場面で信号が発信されています．

（1）来院時の配慮と気づき

問診や過去の治療から注意が必要な点はわかってきますが，再度確認する必要があります．これらの対応は心配事や恐怖心，苦手なことを理解してもらったということで，患者

さんの安心感につながります．治療の前に患者さんと言葉を交わしながら，その日の体調などを察知します．室温や湿度の配慮は大切で，治療や処置の進行にもかかわる大切な環境整備です．

（2）治療前の確認事項

＜顔色＞顔色がすぐれない場合は，発熱や貧血，睡眠不足などが考えられます．

＜発汗＞緊張している，急いで来院した，外との温度差のための発汗やホットフラッシュなどが考えられます．

＜呼吸＞鼻の疾患がある方，風邪をひいて鼻がつまっている場合などは，口呼吸になります．治療中苦しくなるので，うがいの回数を多くします．

＜咳き込み＞風邪を引いている場合は，咳が出ないかを聞いておきます．また，高齢になると喉に水を溜めておくことが難しく，スリーウェイシリンジの水などにより咳き込んだり誤嚥を起こしやすくなります．

＜麻酔＞痛みの感じ方には個人差があります．痛くなるかもしれない場合は，最初に麻酔をしてほしい人，麻酔が苦手なのでなるべくしたくない人と要望がわかれます．後者の場合は，麻酔が痛かった，気分が悪くなった，しびれた感覚が嫌など，何が理由か確認しておく必要があります．

（3）治療中の配慮と気づき

患者さんは治療中に話ができません．顔の表情や身体の緊張度に注意をはらうことが大切です．痛い・しみる・苦しい・うがいをしたい・止めて欲しいなどの合図を「左手をあげる」というように決めておくとスムースで，安心感にもつながります．

患者さんは全身で「痛み」や「緊張」を表現しますが，表現の仕方には個人差があります．スタッフが気づかないために，患者さんが我慢してしまうことがないよう信号を受信したいものです．スタッフが気づいていると伝えることが，不安や緊張を減らすことになります．

👆ここがPoint！

治療中の合図は，器材や術者にあたらないよう左手を挙げてもらいますが，左手が不自由な方には右手を挙げてもらうようにします．

👆ここがPoint！

顔や手足の状態から患者さんの気持ちをキャッチすることが大切です．

目で見てわかる情報に気づく

＜顔の表情＞
- 眉間にシワを寄せる場合…痛み，薬品による口の中の苦みなどの不快
- 眼球が動く，あるいは頬が小刻みに動く場合…緊張，不安など

＜開口量＞
- 口が閉じてくる場合…疲れ，顎関節の痛み，眠気など

＜手の状態＞
- 手を軽く組んで力が抜けている場合…リラックスしている（図7）．
- 手指に力がはいっている場合…緊張，痛みを我慢している（図8）．
- 手をあげる，指でさし示す場合…痛い，話をしたい，口の中を吸引してほしい，うがいをしたいなど緊急なことを知らせています．

＜足の状態＞
- 水平位でひざを曲げている場合…腰痛など身体に痛みがあることもあります．
- 足を組んでいる場合…リラックスしているか，飽きて早く終わりにしてほしいサインのときもありますが，顔を見て判断します．
- 女性の場合…足元が寒くないか配慮し，ブランケットなどを用意します．

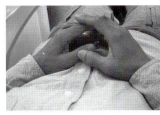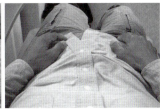

図7 リラックスしている状態の手

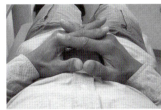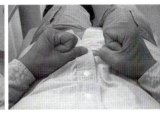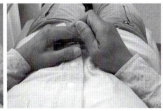

図8 緊張している状態の手

(4) 痛みへの配慮

治療において痛みの排除は大切です．痛くなるときの場面を示します．

①有髄歯を形成するとき（カリエス処置，歯冠修復の形成など）の歯の痛み

②麻酔時の痛み

③ミラーやバキュームの位置が悪いために起こる歯肉や口角の痛み

④口腔内写真撮影時の口唇の痛み

⑤デンタルエックス線写真撮影時のフィルムがあたる痛み

⑥プロービング時の歯肉の痛み

⑦スケーリング・ルートプレーニング（以下，SRP）時の歯肉や歯の痛み

※③〜⑦においては，相互で練習し，体験しておくことが必要です．

歯科治療では痛みの除去や歯髄処置・外科処置のために麻酔を行うことが多くあります．麻酔をする際も痛みをなるべく感じなくすむような配慮を心がけることが大切です．

ここがPoint!

①安心できるように説明してから行います．
②麻酔の前に表面麻酔（3分間）を刺入点にしっかり行います．
③麻酔のカートリッジを体温との温度差を少なくするために温めておきます．

---

(5) 苦しさ，不快への配慮

①バキューム操作

バキューム操作は重要です．効率よく水を吸うこと，口唇や頰粘膜，舌の排除とプロテクトが必要です．また，排唾管の位置も苦しくなく，痛くない位置（口角にテンションがかかり過ぎない，舌下の軟組織を吸引しない）を確認します．

②うがいのタイミング

口をゆすいだり，うがいをしたいタイミングは，その人によって違います．

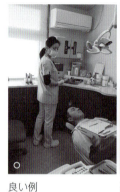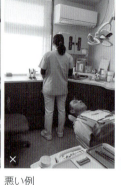

図9 印象採得の硬化待ち時間

良い例　　　悪い例

　また，治療中の緊張をほぐして「ホッと一息」したいものです．様子を見て声をかけます．その際，口腔内の出血や切削片など吸引しておき，スピットンで口をゆすいだ際に患者さんの目に触れないようにします．

　③印象採得の硬化待ち時間

　印象採得などの硬化待ちの時間は，「あと何分」と時間を伝えて，心の準備をしてもらいます．また，常に患者さんが視野に入るように背中を向けないようにすることで必要なときにすぐ唾液の吸引や対応ができます（図9）．

　④切削音や振動

　切削する音や振動がイヤと感じる人は多いものです．

　医院全体ではBGMをかけて，ほかの患者さんの音は緩和されるようにしますが，本人の音や振動は消すことはできません．

・「少し振動しますが，痛くないですよ」と一声かけてから治療を開始してもらいます．
・特に動揺歯の場合などは，指を添えて振動に配慮します．
・切削器具や回転数にも配慮が必要な場合もあります．

7）治療後の配慮

（1）咬み合わせと違和感の確認

　咬み合わせの確認を行うときは水平位と立位で咬み合わせた位置が違う患者さんもいるので，必ず起きた状態で確認します．治療した部位を見てもらい，充塡後やテンポラリーの舌感や咬合時の違和感がないかも見逃さないようにします．

（2）治療後の説明

　抜歯・歯周外科処置・インプラントの手術などの観血処置の後は麻酔の覚醒時間を伝えます．また，内服薬やうがいの仕方やセルフケアについての説明をした後，生活面の注意（仕事，運動，入浴，飲酒，食事など）も忘れずに行います．

　歯周治療（SRP）後は「当日は少し浮いた感じになるが，すぐに落ち着く」，「少ししみることがある」，「より丁寧にみがくことが大切な時期」など事前にその人の状況に合わせて予測できる症状やポイントを説明しておくことが大切です．

　治療中でテンポラリーが入っている場合は，控えたほうがよい食べ物（粘着性のある餅やキャラメル・硬い豆やせんべい，タコやイカなど）やセルフケアの仕方などを説明します．事前に脱離や破損の可能性があることを伝え，起こってしまったときにはすぐに連絡をいただくようにします．

義歯が装着されている場合，痛いところがある，義歯がゆるい，きついなどの違和感があるときにはすぐに連絡してもらいます．また，はじめて使用する方には，着脱の仕方や発音の練習と食事の内容について説明をします．

8）退室後の確認と清掃

　患者さんの眼鏡や，杖，貴重品など忘れ物がないよう確認します．
　片付けは確実に手早くする必要があるので，医院でシステムをつくり共有しておきます．

①治療終了後，バキュームに水を吸引させ，血液や切削片などを残さない
②使用したタービンやエンジン用ハンドピース，口腔内で使用した器具はすべてトレーに載せ，消毒室で水洗する
③使用済みの汚物はすみやかに廃棄する
④ユニットまわり，ブラケットテーブル，ライトアームなどを清拭する
⑤スピットンまわり，コップ受けを清拭する（図10）
⑥ユニットまわりと床を清拭する

　誘導する前に清潔な状態にしてから次の患者さんに着席いただけるようにします．患者さんの目線で見て確認するとよいでしょう．

5. 会計と次回のアポイントメント

1）受付での応対

☞ここがPoint!
受付での「患者さんの声」を共有して活かしましょう．

　診療室では緊張している患者さんも，ここではポロッと本音が出やすいものです．「疲れた」，「痛かった」，「仮歯の形が気になる」，「あと何回くらいかかるのか」，「家族の介護で忙しくなった」，「痛くなくなった」，「よくかめるようになった」，「きれいになってうれしい」など，診療室では話せなかった本音を聞くことができます．患者さんの気持ちのなかには，代弁してほしいという思いがあるはずです．「患者さんの声」として共有して活かしたいものです．

2）診療室で説明した薬や物品

　内服薬，含嗽剤など出す場合は，説明をしてお渡しします．また，歯ブラシや歯間ブラシ，フロス，歯磨剤などをご購入いただいた場合は忘れずお渡しするようにします．

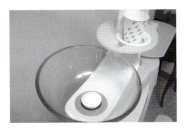
図10　スピットンまわり

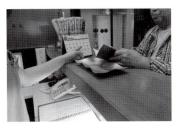
図11　次回の予約

3）治療の内容とアポイントメント

　治療内容により，次回の日程が決まることを患者さんに説明してアポイントメントをとります．患者さんの予定を確認し決定したら，診察券に記入して双方で日時の確認をし，間違いがないようにします（図11）．

6. 診療後の業務

1）診療室での片付け

　一日の診療が終了した後，翌日の準備も含めた片付けをします．行うべきおもな片付けを以下に示します．
①使用済みの器具，器材の洗浄
②使用済みの器具，器材の消毒・滅菌
③ユニットまわりの片付け
④タービン・エンジンの注油
⑤バキューム・スピットンなど排水回路の洗浄
⑥院内の廃棄物の処理（一般ゴミ，医療廃棄物にわける）
⑦床掃除
⑧技工物の指示書確認
⑨翌日の準備（器材の補充）

2）業務記録の記載

（1）診療中に記録する内容（測定することが可能な情報）

・口腔外，頭頸部の診査

・歯の診査

・歯周組織（プロービングチャート），軟組織の診査

・口腔清掃状態

・エックス線撮影，口腔内写真撮影

（2）診療後に記録することが多い内容

・指導した内容

・患者さんの行動変容

・口腔の変化

・全身の状態

・生活環境

・家族的背景などの詳細

歯科医師，歯科衛生士がそれぞれの立場で業務記録を書きます．

　特に，初診の患者さんの場合は記載する内容が多くなりますが，患者さんとの関係を築く段階でとても重要です．同様に歯科衛生士の担当が替わるときも新患の患者さんと同じように考えると引き継ぎがスムースになります．

表1　問診例：現在の歯科的状態および既往歴 [1]

項　　目	問診内容	質問する時のポイント
〔主訴について〕現在，具合の悪いところがありますか？	●歯肉や歯の異常 歯肉から出血 / 痛い / 腫れている / しみる / 歯がグラグラ動く / 食べ物がはさまる / よくかめない / 歯が動いた ●虫歯 虫歯がある / しみる / 痛い / つめものやかぶせたものがとれた ●その他 義歯の調子がよくない 検診をしてほしい	①いつから具合が悪いのかをきいておく（緊急度を知る） 　→ズキズキした痛みがある場合や眠れなかった場合はすぐに対応． ②患者さんの答えからさらに症状を明確にしていく． 　例：・「しみる」→一時的か，持続的か？ 　　　　　　　　→磨けるか？ 　　　　　　　　→冷たい物，熱い物，甘い物のうちどれに対してか？ 　　　・「痛い」→一時的か，持続的か？ 　　　　　　　→ジーンか，ズキズキか？ 　　　・「かめない」→どんな物がかめないのか？ 　　　　　　　　　→痛いからか，咬み合わせが悪いからか？ 　　　・「腫れた」→痛みはあるか？ 　　　　　　　　→はじめてか，度々あるのか？
最後に歯科治療を受けたのはいつですか？	（　　　）カ月前 （　　　）年前	①患者さんの歯科治療に対する姿勢や思いを知る． 　例：最近，何件も歯科医院を変えている 　　　　→不満や不信感がある 　　　治療の必要があるのに放置していた 　　　　→仕事が忙しい，子育てで忙しかった，病気をして，歯科に対する恐怖心，単に無関心，治してもまた悪くなるだろうという諦め ②今まで受けた治療の時期を知る．
歯を抜いたことがありますか？ そのとき異常がありましたか？	ない ある 　異常はなかった 　気分が悪くなった 　出血が止まらなかった	①いつ頃抜歯したかきくことで，悪くなった時期を知る． ②抜歯した歯の状態をきくことで，歯周病かう蝕かを知る． ③抜歯したことについてどう思っているかを知る． 　例：・「抜かれた」→被害者意識，不満，不信 　　　・「年齢だから」→諦め，自然なことと認める 　　　・「もう抜かれたくない」→後悔 ④異常があった場合は歯科医師へ連絡し，今後の治療に注意を払う．
麻酔の注射をされたことがありますか？ そのとき異常がありましたか？	ない ある 　異常はなかった 　気分が悪くなった 　貧血を起こした	①初めての患者さんには不安をやわらげる一方，全身状態の問診に気をつける． ②麻酔で苦い経験（痛かった，事前の説明がなく驚いたなど）がないかを知る． ③異常があった場合は歯科医師へ連絡し，今後の治療に注意を払う．
ブラッシング指導を受けたことがありますか？	ない ある	①患者さんが受けた指導は，その内容も，患者さんの理解度もさまざまなので，どの程度理解し，実践しているかを知る． 　例：すすめられた清掃用具は？
歯周治療を受けたことがありますか？	ない ある 　歯石の除去 　外科手術	①いつ頃か，何回くらい受けたかをきく． ②受けたことがある患者さんには，治療に対する感想（不満）もきいておく． 　例：「痛かった」，「しみた」，「歯肉がさがった」など（不満がある場合は，今後の治療に細心の注意が必要）

表2　問診例：現在の全身的状態および既往歴 [1]

項　目	問診内容	質問する時のポイント
現在の健康状態は？ 病気中の方は，病名をご記入ください．	普通 / やや悪い / 病気中→（　　　　　） 妊娠　　　　カ月	①病気中，妊娠中の場合は必ず歯科医師に伝える． →内科医との連携が必要となることもある（病気によっては麻酔や観血処置ができないこともあるので注意）． →妊娠中の場合は治療に制約が出たり，歯肉に変化が出やすい． ②感染への注意がより必要な場合がある． →消毒・滅菌のためアポイントのとり方にも注意． ③病気によっては，歯科治療の治りが遅れたり，進行が速いものもあるので注意（糖尿病・貧血など）．
血圧はどのくらいですか？	普通 / 高い / 低い 　最高（　　　mmHg） 　最低（　　　mmHg）	①「普通」と言う人のなかには，計測したことがなく，自分の判断で答える人もいるので，数値をきくようにする． ②血圧が高い場合は，治療時に注意が必要となる（特に麻酔時）． ③降圧剤を服用しているかをきく． →いつからか，きちんと服用しているか． →歯肉に影響が出ることもあるので注意．
現在，服用中の薬はありますか？あれば薬品名を記入してください	ない ある （　　　　　　　　）	①薬品名（もしくは疾患名）をきき，歯科医師に伝える． →鎮痛剤や抗菌薬などは重複してしまうこともあるので注意． →鼻炎の薬剤は唾液の分泌を抑えることがある． →降圧剤など口腔内に影響を与える場合もある．
過去に病気をしたことがありますか？	ない ある 　心臓病 / 腎臓病 / 糖尿病 / 胃腸病 / 肝臓病	①過去に病気をしたことがある場合は，必ず歯科医師に伝える． ②現在の状況をきく． →通院中か？　薬の服用は？　きちんと服用しているか？ ③歯科治療に制約が出たり，注意が必要な場合もある．
薬品で異常を起こしたことがありますか？	ない ある 　抗生物質 / ピリン系 / その他	①異常のあった場合，どのような症状があったか，薬品名はなにかをきいておく．

表3　問診例：生活面・行動面 [1]

項　目	問診内容	質問するときのポイント
1日に何回食事をとりますか？	1日（　　　）回 朝食 / 昼食 / 夕食 / 夜食	①食事回数が一回や二回と答えても間食の形でとっている場合もある．方向を変えていくつかの質問をしていくと，その人の食生活が明らかになってくる．
間食はとりますか？	1日（　　　）回 間食時間（　　，　　，　　）時	
1日に何回歯磨きをしますか？	1日（　　　）回 起床時 / 朝食後 / 昼食後 / 就寝前	①今までの口腔内への関心や理解の仕方を知る． →今後の指導の第一歩になる．
甘い物は好きですか？	あまり食べない よく食べる ケーキ / 和菓子 / スナック菓子 / 清涼飲料 / 炭酸飲料 / チョコレート / クッキー / ガム / 飴（ノド飴） / 果物 / その他	①あまり食べないという答えでも，本人が甘い物と考えていない場合もある（飲み物やノド飴は甘い物としての意識が低いので注意）．
食欲はありますか？	常にある 時々ない あまりない	①健康状態を知る手がかりになる． 例：食欲がないと答えた場合 →歯の具合が悪い，体調が悪い，心配事があるなど患者さんから答えてくれることもある．
喫煙の習慣がありますか？	ない 　まったくない 　（　　　）年前から禁煙 　禁煙前までは1日（　　　）本 ある 　（　　　）年前から1日（　　　）本	①喫煙は歯周病のリスクの一つであり，今後の歯周治療の成否にも影響があるので歯科医師と対応を相談する．
お酒を飲む頻度はどの程度ですか？	毎日 時々 ほとんど飲まない（飲めない）	①就寝前の歯磨きの手がかりになる． ②歯周病のリスクの一つになる．

注）生活面，行動面の問診は否定的な対応にならないよう気をつけることが大切である（ありのままを知ることが目的）．

注）生活面，行動面の問診は指導につながる内容である．必ずしも初診時に行うわけではなく，患者さんの状態をみて"いつ"問診するか臨機応変な対応をすることが必要である．

参考文献

1)　品田和美：すぐに役立つ歯科衛生士の臨床アドバイス．歯科衛生士，21 (1)：64 ～ 66，1997．

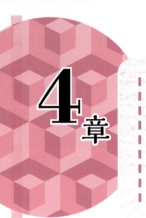

4章 対象別・状況別対応（リスクマネジメント）

1. さまざまな患者対応

1）高齢の患者さんへの対応

　加齢に伴って，次第に心身機能や生活機能の低下が生じるようになっていきますが，その変化は個人差が大きいのが特徴です．「高齢者」とひとくくりにしたり，「高齢者だから」と能力や機能を過小評価したりせずに，「人生経験豊富な大先輩」であるという敬意の心をもって接することが重要となります．

　ここでは，特にコミュニケーションと安全面への配慮について説明します．

（1）高齢の患者さんとのコミュニケーション

　①加齢に伴う心の変化を理解する

　加齢に伴ってご本人の性格そのものが変化することはあまりないとされています．むしろ，高齢期に多く見られる精神症状である認知機能低下，抑うつ，せん妄などによる影響が強いとされています[1]．それぞれの精神症状の特徴を十分理解したうえでコミュニケーションをとるようにします（表1）．

　②声のトーンは低く，そしてゆっくりと話す

　高齢期になると高音が聴きとりにくくなるため，低いトーンではっきりと，そしてゆっくりと話すように心がけましょう．加齢に伴って聴力が低下するからといって，大きな声で話すのではなく，距離を近づけ，患者さんの耳元で話すようにします．また，左右のどちらかが聴きとりやすいこともあります．

　③内容は簡潔に伝える

　個人差はありますが，加齢に伴って情報の処理スピードは低下するため，一度にたくさんの情報を盛りこまず，重要なこと，伝えたいことを一つずつ伝えるようにします．

　④「あなたに話していますよ」ということを伝える

　ほかの人の話し声，歯科医療機器の作動音など診療室ではさまざまな音が背景に流れています．大切な話をするときには，静かな環境で話すことも大切です．声は必ず正面からかけます．また，ときには受付のカウンター越しではなく，向かい合って，目線の高さをそろえるなど，患者さんとの位置関係にも配慮します（図1）．

　⑤紙に書いて伝える

　重要なことは，口頭だけではなく，文字に書いて書面でお渡しします．字の大きさだけではなく，白内障がある場合など，特に黄色と青色の識別が難しくなるので，色使いにも注意しましょう．

> ✗ これはNG！
> 個性をもった一人の人間として接する意味でも，"おじいさん"，"おばあさん"ではなく，必ずご本人のお名前でお呼びしましょう．

> ☞ ここがPoint!
> 正しい敬語で話しましょう．特に若者言葉には注意が必要です．

表1 主要な精神症状と特徴

認知機能低下	記憶力,判断力,思考力などの知的機能の低下
抑うつ	気分の落ち込み,憂うつ,イライラなどのうつ病の主症状
せん妄	意識の混濁,幻覚,錯覚などがみられるような状態

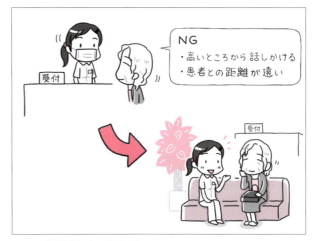

図1 受付対応時のポイント

⑥「伝えたいことが伝わったか」を確認する

うなずき,表情など患者さんの非言語的なメッセージにも気を配り,伝えたいことが伝わっているかの確認をします.「何か聞いておきたいことはありますか?」と開かれた質問で疑問がないか確認することも効果的です.状況によっては,付き添いのご家族に伝えるなどの配慮が必要となることもあります.

(2) 診療室での注意点

①全身状態の把握

バイタルサイン(血圧・脈拍など)は,緊張などの心理状態によって大きく変動します.モニターを装着してバイタルサインを確認するだけではなく,患者さんの表情や発汗,体動などにも目を向け,患者さん全体を観察するようにします.

②動作の介助

高齢の患者さんのなかには,車椅子,歩行器,杖で来院される方もいます.それぞれの介護用具の使用方法と操作時の注意点を確認しておきます.歩行の介助は,階段を下りるとき以外は,後方での支持が原則です.また,同じ杖歩行の患者さんであっても,自立度や介助のポイントも異なります.「お手伝いは必要ですか?」と声をかけ,必要な介助量を確認してから行います.触れられて痛い場所がないか確認しておきます.キャビネット

Column 認知症患者への対応

2025年には高齢者の五人に一人が認知症になると予測されています.認知症では,脳の器質性障害によって生じる持続的な認知機能低下の状態がみられます.この症状が,社会的あるいは日常的な生活を送るうえでの障害となるのです.認知症のステージに合わせた対応のコツを把握しておくことが重要です.

たとえばメインテナンス中,口腔内の衛生状態が悪くなってきた認知症初期の患者さんの場合などは,口腔清掃や義歯などの着脱が自分でできるのかなどの情報を家族などのキーパーソンから聴きとります.今後,症状のステージが進行した場合を想定し,キーパーソンにも協力してもらいながら,できる限り口腔内を良好な状態に保つことが大切です.また,コミュニケーションを効果的にとる手段として,説明用リーフレットやタブレットなどのIT機器を用い,視覚に訴える対応も効果的です.

などが通行の妨げになっていないか，わずかな段差の有無など事前に確認しておき，安全に介助を行うように心がけます．

2）小児の患者さんへの対応

　小児の患者さんに対応するときには，その子どもの年齢や精神発達状況を見きわめて適切に対応することが大切です．子ども自身が積極的に歯科治療を受けられるように，子どもの不安な気持ちや恐怖心に配慮した Tender Loving Care（優しい愛のケア）の対応が求められます．

　ここでは歯科治療を中心に小児患者と保護者への対応について説明します．

（1）小児患者と保護者の観察

　子どもと付き添いの保護者の様子をそれぞれ観察します．表情，態度，言動，行動，子どもと保護者のコミュニケーションの様子などに注目してみるとよいでしょう．子どもの情緒的発達，知的発達，社会性の発達などは，子ども本人と直接かかわりながら観察していきます．

　診療時間のなかだけでは聴きとれきれない情報を得るためには，問診票を記入してもらいます．出生歴，家族構成，生活リズム，生活習慣，口腔衛生習慣，口腔習癖，歯科治療への要望などを記入してもらいましょう．

（2）歯科治療での対応

①治療前の準備

　歯科治療に必要な機器や器材を準備するときには，それらが子どもの視界に入らないように配慮する必要があります．歯科治療に対して非協力的な不適応行動がある場合には，行動変容法でトレーニングを行います（**図2**）．成功体験を繰り返し積み重ねることで子どもに自信を与え，歯科治療が受け入れられるように変容させていきます．

②治療中の注意点

　処置中の声かけは術者を中心に行います．同時に多くのスタッフが声かけするのは控えます．脅すような言動や，恐いものや痛みを連想させるような言葉は使わないようにします．声かけと同時に，笑顔，頭をなでる，手をたたく，両手で大きく丸をつくってポーズする，ハイタッチするなども効果的です．

　フォーハンドシステムでは必要最小限のチェアタイムで，安全かつ効率のよい歯科治療を行うことができます．術者は子どもの頭部が固定できるため，突然の体動にも対応することができます．また，機器や器材が子どもの視覚に入らない位置で行えることから，子どもが術者の動作を目で追って身体を動かすことを防ぎます．

　低年齢や何らかの障害があって歯科治療に協力できない場合には，安全を確保するための抑制具や開口器を使用することがあります．患児と保護者には，身体抑制の方法や時間，術前術後の対応方法についてわかりやすく説明し，同意を得たうえで同意書（**図3**）に署名してもらいます．歯科治療中は，呼吸と循環の状態をモニタリングして，患者さんの安全を見守ることが必要です．頭部をスタッフの手で固定する際には，頭の動きで開口器が外れないように十分に注意します．

（3）保護者への対応

①歯科治療中の付き添い

　通常は，子どもが歯科治療を受けている様子をそばで見守ってもらいます．子どもの治

☞ここが*Point!*

「お口を見てもいい？」と質問をして，その返事が「いや」であった場合には，何もできなくなってしまいます．「お口を鏡で見るよ」というように，やるべきことを具体的に伝えるようにします．

1. 当日の予定や歯科治療の目標について説明
   - 理解しやすい言葉
   - 納得のいく説明
   - 実物，模型，写真，絵カード，タイマー，手鏡などの媒体を利用

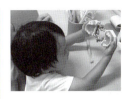

↓

2. 術者による歯みがき
   - 子どもの意志を尊重し，歯磨剤の味を選択させる
   - 家庭で使用している歯ブラシで10を数えながら（カウント法）歯みがきを行う

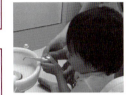

↓

3. デンタルミラー（TSD法）
   - 「歯医者さんがお口を見る鏡だよ」（婉曲語法）
   - 子どもが自ら触れて口に入れてみる
   - 術者がデンタルミラーを口に入れ，10を数える（カウント法）
   - できたら「よくできたね」とすぐにほめることが大切

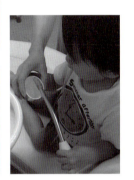

↓

4. スリーウェイシリンジとバキューム（TSD法）
   - 「シャワーが出るよ」，「歯医者さんの掃除機だよ．ぞうさんみたいにお水をよく飲むね」（婉曲語法）
   - 自ら触れて口に入れてみる
   - 子どもが興味をもつ声かけを行う

↓

5. コントラとブラシ（TSD法）
   - 「歯医者さんの電動歯ブラシだよ．くるくるまわるよ」
   - 爪をみがいて練習する
   - 術者がコントラとブラシで歯面清掃を行う
     できたらすぐにほめる

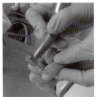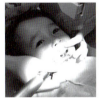

↓

6. できたことをほめながら，ご褒美を与える（トークンエコノミー法）

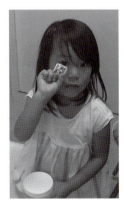

図2 治療をスムースに行うトレーニング例
（掲載写真は保護者の了解を得ています）

療を見せながら保護者に治療内容について説明できるため，保護者との信頼関係が築きやすくなります．

非協力的だった子どもが次第に協力的になり行動変容の様子を見た保護者は，子どもの成長を感じることができます．ただし，子どもに甘えが出る場合や，保護者の声かけが歯科治療の妨げになるような場合には，席を外すか距離をおいてもらい，子どもから保護者を分離します．保護者には理解と協力を求め，子どもが協力的になったときには再びそばにいてもらうようにします．

②歯科治療後の保護者の役割

歯科治療でどれほど泣いても，子どもにとって愛着関係のできている母親や父親にほめられることは，何よりのご褒美です．歯科治療に対する自信と安心感を得ることにつながります．

局所麻酔後の注意では，麻酔が効いている時間に食事をしないことを伝えます．治療後は口唇を噛んで腫らしたり，麻酔の感覚を気にして口に指を入れ歯肉や粘膜を傷つけたりすることがあります．保護者には子どもの様子を見守ってほしいことを伝えます．

③環境の調整

子どもは予測することができないことや対処するのが難しい状況に直面したときに，不安や恐れの気持ちを表します．その反面，スタッフが保護者と和やかに会話する様子を見せたりすると子どもは安心します．スタッフの親しみやすい服装，壁にポスターを貼る，興味を示すものを置くなど，保護者にとっても診療室を心和む空間にすることが必要です．

3）障害のある患者さんへの対応

障害のある患者さんが歯科治療を受ける際には，さまざまな不安を抱えて来院する場合が多く，配慮のある対応が求められます．患者さんそれぞれ異なった背景を理解し，ご自分でできること，サポートが必要なことを確認する必要があります．

ここでは視覚障害，聴覚障害のある患者さんへの対応について説明します．

（1）視覚障害のある患者さんへの対応

視覚障害のある患者さんは視覚からの情報が得られにくいため，これから行うことを具体的に説明する必要があります．説明の際には，口頭での説明だけではなく手の触覚や嗅覚などに情報を伝え，イメージにつながるアプローチが必要です．

①診療室での注意点

a. 診療室内の環境整備

患者さんの動線を妨げるようなチェアやワゴンなどは，前もって移動させておきます．

b. 誘導時の立ち位置

誘導する人は患者さんの斜め前に立ち，声かけをして患者さんの手を自分の肘まで誘導し，握ってもらいます．

c. 誘導時の注意点

進む方向を声かけしながら誘導します．方向を変える際や段差などがある場合にはいったん止まり，進む方向を具体的に説明します．

ユニットに着座する際は，背板や座面を患者さんに触って確認してもらいます（図4）．

②診療時の注意点

ユニットを動かす際は必ず声かけを行います．また，口腔内に器具を挿入する前に声か

✕ これはNG！

介助者の都合やペースで対応しないようにしましょう．

☞ ここがPoint！

相手のペースを尊重して，対応することが大切です．

けをし，不快なことや痛みがある場合の合図の方法を具体的に伝えるようにします．

（2）聴覚障害のある患者さんへの対応

聴覚障害のある患者さんは聴力の程度などにより，コミュニケーション手段はさまざまです．実際に患者さんが来院した際に，どのような手段でコミュニケーションをとるかを確認しておくことが大切です．

①診療室での注意点

患者さんが入室する際には，患者さんの視線の届く範囲に近づき，ジェスチャーや筆談などで患者さんに声かけをします．表情や口の動きで情報を得る場合もあるので，アイコンタクトや表情，話す際の口の動かし方にも気をつけてコミュニケーションをとります．

補聴器を付けている場合は，補聴器を付けている耳の近くでゆっくり大きな声ではっきり話します．コミュニケーションの手段によっては，ほかの患者さんにも情報が伝わってしまう場合もあるため，プライバシーに配慮した環境のもとで話すようにします．

②診療時の注意点

ユニットの背板を倒したり起こしたりする際は，必ずジェスチャーや肩に軽く手を触れるなど，合図をしてから動かします．補聴器の種類によっては，音を増幅させるものもあるので，患者さんが不快に感じる場合には，スイッチを切るかはずしたほうがよいことを伝えます．

障害の特性を理解し，患者さん自身でできること，サポートが必要なことを確認しながら行い，患者さん自身のペースを大切にします．

図3 同意書の例（日本障害者歯科学会ガイドライン検討委員会，2018[9]）

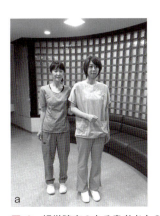 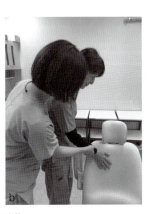

図4 視覚障害のある患者さんの誘導
a．誘導時
b．ユニット着座時

4）日本語以外を母語とする患者さんへの対応

　国際化が進み，外国人の患者さんが来院する機会も増えてきています．医療を提供するうえで，言語，宗教，文化の違いは大きな壁となります．「英語は話せない」と諦めず，患者さんに寄り添いながら，ジェスチャーや筆談などを用いつつ相手を理解するための努力が大切です．

（1）英語を母語とする患者さんの場合

①受付での初診対応からユニット案内までのフレーズ

日本語	English
おはようございます．お名前をお願いします．	Good morning. Can I have your name, please?
当院ははじめてですか？	Is it your first visit here?
今日はどうなさいましたか？	What brought you here today?
保険証はお持ちですか？	Do you have an insurance card?
こちらの問診票にご記入お願いします．	Please fill out this health questionnaire.
お呼びしますので，おかけになってお待ちください．	Please take a seat until your name is called.
ハミルトンさん，どうぞお入りください．	Please come in, Mr. Hamilton.
こちらの席にどうぞ．	Please take a seat here.
失礼します（患者さんにエプロンをかけるときなど）．	Excuse me.

📓 単語

first visit：初診　**return visit**：再診　**insurance card**：保険証
patient ID card：診察券　**fill out**：記入する　**health questionnaire**：問診票
take a seat：席に座る

②問診時のフレーズ

日本語	English
おはようございます．ハミルトンさん，今日はどうなさいましたか？	Good morning, Mr. Hamilton. What can I do for you today?
どこが痛みますか？	Where does it hurt?
いつから痛みますか？	When did it start hurting?
どのような痛みですか？	Could you describe the pain?

> **Column** 痛みの表現
>
> 英語にも，痛みの種類を表す言葉がさまざまあります．問診を円滑に行うために，いくつか覚えておくとよいでしょう．鈍い痛みは dull pain，鋭い痛みは sharp pain，ズキズキする痛みは throbbing pain，触ると痛む pressure pain などがあります[7]．

日本語	English
1から10で表すと，どの程度痛みますか？ ※英語圏では，痛みの程度を1から10のスケールで表すことが一般的です．	On a scale of 1 to 10, how bad is the pain?
冷たいものや，温かいものがしみますか？	Is it sensitive to anything cold or warm?
今まで大きな病気にかかったことはありますか？	Have you ever had any serious disease?
現在，お飲みになっているお薬はございますか？	Are you on any medication now?

33

単 語

hurt：痛む　**describe**：言い表す，描写する　**pain**：痛み

sensitive：敏感な，過敏な　**disease**：病気　**medication**：薬物治療，薬

Column くすりを表す英語

　くすりを表す英単語には，medication，medicine，drug などがあります．
　drug は麻薬を含む薬物全般を表し，日常会話では麻薬を指すことが多く，medication，medicine は治療・予防に用いられる薬を指します．medication は medicine より堅い表現で，医療従事者は medication を用いるのが一般的です．

③アシスタント時のフレーズ

日本語		English
イスを倒します．	・・・	I am going to put your seat down.
イスを起こします．	・・・	I am going to put your seat up.
うがいをどうぞ．	・・・	Please rinse your mouth.
口を開けてください．	・・・	Please open your mouth. ※口を大きく開けてほしいときは "Open wide." 開けたままでいてほしいときは "Stay open." 閉じてもらうときは，"You can close your mouth now." といいます．
今から麻酔をします．	・・・	I am going to give you freezing. ※局所麻酔は local anesthetic といいますが，患者さんには "freezing" という表現を使います．表面麻酔を topical anesthetic といい，患者さんには "numbing gel" といいます．

カチカチ咬んでください．（咬合紙を咬んでもらうとき）	Could you bite down on this paper? ※左右にギリギリ動かしてもらうには，"Grind your teeth from side to side." 日本語で「かんでください」は，英語ではかみ方によっては異なった言い回しがあります． 補綴物のセット後，セメントが固まるまでかんでいてもらうには，"Please keep clenching your teeth." と伝えます．咬み合わせ調整後は，"Could you tap your teeth? Is the bite okay?" と聞いて，患者さんに咬合の確認をしてもらいます．

📓 単語

rinse：すすぐ，ゆすぐ　grind：こすりつける　clench：歯をくいしばる
tap：軽くたたく

---

④スケーリング時のフレーズ

日本語	English
おはようございます, ハミルトンさん. 今日担当させていただく歯科衛生士の中尾です.	Good morning, Mr. Hamilton. I'm Nakao. I am your dental hygienist today.
今から歯石の除去をします.	I am going to remove tartar from your teeth.
痛かったら（不快だったら）左手を上げて教えてください.	Please raise your left hand if it's uncomfortable.
歯石は歯みがきではとれません．6カ月に一度，歯科医院での歯石とりをお勧めします.	Tartar cannot be removed by brushing. We recommend that you go to the dentist for cleaning once every six months.

> **単語**
>
> **dental hygienist**：歯科衛生士　**remove**：取り除く，除去する
> **uncomfortable**：不快な　**tartar**：歯石　**recommend**：勧める，推奨する

⑤ブラッシング指導でのフレーズ

日本語		English
ハミルトンさん，ブラッシングの練習をしましょう．	…	Mr. Hamilton, I am going to teach you how to brush your teeth correctly.
今からこの染色液を使って，プラークを染めていきます．	…	I am going to put this solution on your teeth and dye the plaque.
鏡を見てください．染まっているところがあまり磨けていない部分です．	…	Please look in the mirror. Do you see the red areas? They are the areas you could not brush well.
鉛筆を持つように，歯ブラシを持ってください．そして毛先が歯面に垂直に当たるようにして，軽い力で細かく動かしてください．	…	Hold your toothbrush like a pencil, and place it on the tooth vertically. Then, vibrate the brush with a gentle movement.
歯と歯の隙間は，フロスや歯間ブラシを使いましょう．	…	I suggest that you use the dental floss or an interdental brush for the gaps between your teeth.

> **単語**
>
> **correctly**：正しく　**dye**：染める　**vertically**：垂直に　**gentle**：静かな，軽い
> **dental floss**：フロス　**gap**：すき間，割れ目　**solution**：溶液，溶剤
> **plaque**：歯垢，プラーク　**vibrate**：振動する　**suggest**：提案する
> **interdental brush**：歯間ブラシ

⑥診療後の受付でのフレーズ

日本語	English
ハミルトンさん，診察券と保険証をお返しします．	Here is your patient ID card and your insurance card. Thank you.
本日の治療費は3500円です．	Today's total comes to 3500yen.
クレジットカードでもお支払いいただけます．	You can pay with your credit card too.
おつりの500円と領収書です．	Here is 500yen for the change and the receipt.
先生からお薬が出ています．これは抗生物質です．	Your doctor has prescribed medicine for you. This is antibiotics. ※よく処方される薬として，鎮痛薬 painkiller，うがい薬 mouthwash，塗り薬 ointment があります．
この薬は一日に三回，毎食後に飲んでください．	Please take this three times a day, once after each meal. ※ほかに，「痛いときに飲んでください」は "Please take it when you are in pain." 「塗り薬は痛いところに塗ってください」は "Please apply it to the inflamed area." という表現も使います．
次回のご予約ですが，いつがよろしいですか？	As for the next appointment, when would be a good time for you?
それでは28日の午後3時はどうですか？	How about 3 o'clock in the afternoon on the 28th?
ご予約の変更や質問がありましたら，こちらにお電話ください．	If you want to change the appointment or have any questions, please call us.
お大事に．	Take care！

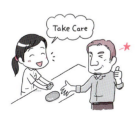

4章 対象別・状況別対応（リスクマネジメント）

```
┌─────────────────────────────────────────────────────────────┐
📓 単語
```

pay：払う　**change**：おつり　**receipt**：レシート，領収書

prescribe：処方する　**antibiotics**：抗生物質　**meal**：食事，食事時間

apply：つける，塗る，当てる　**inflamed area**：炎症部位

as for～：～に関しては　**appointment**：予約　**How about～?**：～はどうですか？

🧊 *Column* 患者さんの不安に寄り添う

　苦痛を抱えたうえに，言葉が通じない国で診療を受けることは患者さんにとって，非常に不安なことです．患者さんの立場に立ち，共感を示すことで，不安を少しでも軽減することができます．「これは痛いですよね」"It must be painful.",「お気持ちはわかります」"I understand how you feel.",「できる限りのことをしたいと思います」"I will do my best for you." などのフレーズを問診時に応用することができれば患者さんはさらに安心して診療を受けることができます．

（2）中国語を母語とする患者さんの場合

　言語の特性として中国語は日本語よりも語気が強く聞こえ，さらに中国語話者の地声が大きいという傾向も手伝って，慣れていないとその勢いに圧倒されてしまうこともあるかもしれません．

　また，発音が難しいとされる中国語ですが，それでも「您好（こんにちは）」の一言だけでも中国語で伝えられたら，きっと患者さんはほっとするはずです．

　ぜひ，患者さんとコミュニケーションをとる際に指差しなどで本文をご活用ください．

①受付での初診対応からユニット案内までのフレーズ

日本語	中国語
おはようございます．	ザオシャンハオ 早上好．
こんにちは．	ニンハオ 您好．
保険証や紹介状はお持ちですか．見せてください．	チン チューシー イーシャー ニン ダ イーリャオバオシエンカ フオ ジエシャオシン 请出示一下您的医疗保险卡或介绍信．
いつからですか．	ツオン シエンマシーホウ カイシ ダ 从什么时候开始的?
アレルギーはありますか．	ニン グオミン マ 您过敏吗?

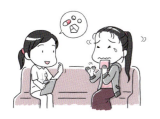

日本語	中国語
現在飲んでいるお薬はありますか．	有没有在服用的药？
過去に大きな病気をされていますか．	有没有患过大病？
（予約なしなら）予約のある患者さんがいるので少しお待ちいただくかもしれません．	有预约的患者，或许要等一会儿．
前回の治療から何か気になることはありませんか．	上次治疗后您有什么担心的情况吗？
お呼びするまでしばらく椅子に座ってお待ちください．	按次序叫人，请坐在椅子上稍等．
王さん，お待たせしました．ユニットまでご案内します．	王先生／女士，让您久等了．我带您去座位．
こちらにどうぞ．	请这儿坐．
エプロンを付けますね．失礼します．	给您带上衣服罩．
まもなくドクターが参ります．	大夫马上就来．
ユニットを倒します．	椅子要往后倒了．
これからエックス線写真を撮影します．	接下来拍摄X光照片．
妊娠の可能性はありますか．	有怀孕的可能性吗？
身に付けている金属，眼鏡，イヤリング，入れ歯を外してください．	请取下您身上的金属物品，眼镜，耳环，假牙．

②**診療後の対応と受付でのフレーズ**

日本語	中国語
ユニットを起こします．エプロンを外しますね．	椅子要竖起来了．给您取下来衣服罩．

4章 対象別・状況別対応（リスクマネジメント）

お会計は 2,000 円です.	イーゴン シー リャンチエン リーユエン **一共是 2,000 日元.**
次回の予約ですが,いつがよろしいですか.	ニン シャーツ ダ ユーユエ シー ザイ シエンマシーホウ **您下次的预约是在什么时候?**
では,5 月 30 日にご用意しておきます.	ナー ウーユエ サンシーハオ デンジャ ニン **那,5 月 30 号等着您.**
今日の治療はこれでおしまいですね.	ジンティエン ダ ジーリャオ ジュウ ジエシュー ラ **今天的治疗就结束了.**
お大事にしてください.	チン ドゥオ バオジョン **请多保重.**

役立つフレーズ

- ・つらそうですね.
  ハオシャン ヘン ナンショウ ダ ヤンツ
  好像很难受的样子.
- ・(お子様に)がんばったね!
  シャオペンヨウ シンクーラ
  小朋友,辛苦了!
- ・かしこまりました.
  ジーダオ ラ
  知道了.

◉対応へのひと工夫 [8]

(1) 患者さんからお口の状態を聴きとる際,絵を用いて該当部位に印をつけてもらいます(図4).

(2) 診療が終了し,歯科衛生士側から患者さんへ口腔内の状態の説明をする際に,表を使って一緒に確認してみましょう(図5).

◆「どうされましたか」ナー ア ブー シュー フ "哪儿不舒服?"

①**牙疼**———————— 歯が痛い.

  a.**喝水就刺痛**————— 水がしみる.

  b.**有点儿疼**————— 少し痛む.

  c.**很疼**————— 痛む.

  d.**吃热的就刺痛**———— 温かいものにしみる.

  e.**不饮食时也一阵阵地痛**— 何もしなくともズキズキする.

②**填充物掉了**———————— 詰め物がとれた.

③**牙肿了**———————— 腫れがある.

◆「それはどの歯ですか」"是哪顆牙？"
シーナークーヤー

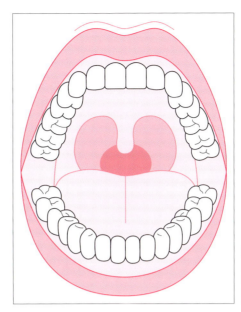

図4 対応への工夫
痛いところを指さしてください．
チンジーチューニンガンジュエトゥートン ダ ディーファン
请指出您感觉疼痛的地方.

図5 あなたの歯はこの状態です．
（吹き出し）ジェーシーニンヤーチ ダ ジュアンクアン **这是您牙齿的状况**

● むし歯進行表[9]

	日本語	中国語
C0	エナメル質の表面が白く濁った状態．まだ痛みはなく，肉眼ではほとんどわかりません．	牙釉质的表面为白浊的状态，无疼痛，用肉眼基本上看不出来．
C1	エナメル質が溶け始めた状態．小さな穴ができますが，まだ痛みなどの自覚症状はありません．	牙釉质开始破坏的状态，有很小的孔但无疼痛等症状．
C2	象牙質まで溶けている状態．冷たいものや熱いものがしみることがあります．	破坏到牙本质的状态．吃凉的或热的食物时会有刺痛．
C3	歯髄（神経）近くまでむし歯が進行した状態．大きな穴ができ，激しい痛みを感じます．	虫牙发展到牙髓（神经）的状态．会有很大的孔，能感到巨烈的疼痛．
C4	ほとんどが溶けてしまい，歯の根だけが残った末期のむし歯です．	几乎被破坏掉只剩牙根的虫牙的末期状态．

（「むし歯・歯周病はお口の生活習慣病 歯の健康」[9]より改変）

● 歯周病進行表[9]

	日本語	中国語
G	歯茎の縁が炎症を起こした歯肉炎．歯磨きをすると出血する，口臭があるなどの症状があります．	由牙龈的边缘发炎引起的牙龈炎．会有刷牙时流血，口臭等症状．
P1	歯を触ると前後に動き，プラークがたまる歯周ポケットができ，歯槽骨が溶け始めます．出血も多くなります．	触摸牙齿会前后松动，由牙垢积累出现牙周袋，牙槽骨开始吸收．出血加重．
P2	歯槽骨がさらに溶け，出血や膿が多くなり，口臭がきつくなります．歯が前後・左右に動きます．	牙槽骨更进一步吸收，出血或脓肿也会增多，口臭也会加重．牙齿会前后・左右松动．
P3	歯槽骨がかなり溶け出し歯茎がブヨブヨ．かむと痛みを感じるようになります．歯は前後・左右・上下にグラグラ動きます．	牙槽骨吸收加剧，牙龈变得又软又松．咬东西时会感得到疼痛，牙齿会前后・左右・上下松动．

（「むし歯・歯周病はお口の生活習慣病 歯の健康」[9]より改変）

2. 状況別の対応（ケーススタディ）

1）急患への対応

　医療機関である歯科医院では，予約外の急病の患者さん（急患）への対応も日常的に行われています．多くの歯科医院では予約制のため，急患の来院は予約患者さんの診療に影響がでることもあります．そのため苦労することもありますが，急患への対応は医療機関として求められる役割であり，患者さんとの信頼関係にも直結するものです．医療スタッフは「患者さんの状況」と「医院の状況」の両方を理解し，対応することが必要です．

　通院中の患者さんが歯の痛みを訴え，急遽当日に診てもらいたいという電話がかかってきた例を図6に示します．急患の来院希望は基本的には断らず対応しますが，予約の状況や診療内容によっては，その日の対応が無理なこともあります．患者さんの状態（痛みがあるかないか，急を要する状態かどうかなど）を把握し，歯科医師に確認したうえで判断することになります．

　また，院内への周知と，予約患者さんへの配慮も忘れずに行います．

　急患の情報は，すぐに院内へ周知します．そのための準備はもちろんですが，スタッフ全員が急患の来院を念頭に置いておくことで，一日の診療全体をよりスムースに進めることができます．

　予約の患者さんが待合室にいる場合には，お断りや説明を欠かさないようにします．患者さんにご理解いただけるよう日頃から「急病の患者さんへの対応」に関しての説明を提示するなどの取り組みも必要です（図7）．

急患への対応例（図6）　　　　　　　　　　　　　　　　　　　　　**医療スタッフの対応**

患者：高橋と申します．予約はまだ先なのですが，歯が痛むので，今日診てもらいたいのですが…

→ 急な来院希望でも断らず，まず状況を確認しましょう．

スタッフ：高橋さん，こんにちは．お痛みでは辛いですよね，わかりました．どのあたりがどのように痛みますか？　そのほかに症状はございますか？

→ 〈症状を確認する〉
　症状を聞き，必要ならカルテを見て，前回の処置や治療の経過を確認します．痛みを訴えている場合は特に，患者さんの気持ちに配慮した言い回しや迅速な対応を心がけまょう．

✗ これはNG！
患者さんの名前だけでは，歯科医師も判断できません．症状を聞き，カルテを出して指示を仰ぎましょう．

患者：右下の奥が常に痛いです．少し腫れている感じもします．

スタッフ：分かりました，確認いたしますので少しお待ちください．

〈受け入れ可能な時間を確認する〉
その日予約の状況や診療の進み具合を確認し，受け入れ可能な時間を調べます．歯科医師に状況を説明し，承諾を得たうえで時間の候補をいくつか決めます．

通話を保留にする

スタッフ：お待たせいたしました．あまりお待たせせずに拝見できるのは本日の14時ですが、いかがでしょうか．

患者：すみません，その時間は難しいです…

スタッフ：では、今から30分後の11時頃にいらしていただくことは可能ですか．あまりお時間の余裕がありませんが….

〈来院時間を決める〉
こちらの提示した時間での来院が難しい場合でも，再度歯科医師に確認するなどして，来院時間の調整を行います．

患者：すぐに自宅を出るので間に合うと思います．

> 👉 ここが Point!
> 医院の状況もご理解いただけるような対応を心がけましょう．

スタッフ：ただ，ご予約の患者さんで込み合っているため，少しお待たせする時間があると思います．ご承知ください．

〈待ち時間があることを伝える〉
急患の方へは，必ず「待ち時間がある」ことを伝えましょう．

> ❌ これはNG！
> 医療機関では，病気になるのを待つことにつながるので，患者さんが来ることを"待って"はいけません．そのため，「お待ちしております」という言葉はなるべく使わないようにします．

患者：わかりました．

スタッフ：では，本日11時にご用意しておきます．お時間があまりありませんが気をつけていらしてください．

〈患者さんの気持ちに配慮した声かけを行う〉
例えば医院の状況で，今すぐに来院してもらいたいような場合でも，急かすような言い方はしません．患者さんが嫌な気持ちにならないような対応を心がけましょう．

図6　急患への対応例

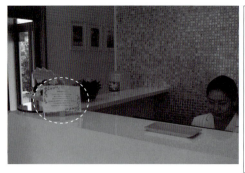
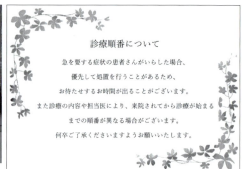

図7 急患対応へのご理解をお願いする院内掲示

2) キャンセルへの対応

　歯科医院では，患者さんを迎えるために事前にさまざまな診療の準備をしているので，キャンセルにはがっかりしてしまうものです．しかし，キャンセルの患者さんに対しても感じよく応対することや，今後の治療に影響がでないよう配慮し，注意事項などあれば伝えることも必要になります．特に予定より治療の間隔があく場合は注意が必要です．起こりうる不具合について歯科医師に確認したり，カルテから状況を判断するなどして，スタッフから患者さんに注意事項をお伝えすることもあります．

　前歯の補綴物をセットする治療予定の患者さんから，体調不良のためキャンセルの連絡がきた例を図8に示します．

　キャンセルの情報は，急患と同様すぐに院内スタッフ間で共有できるようにすることで，キャンセル待ちの患者さんへの対応やその時間をほかの患者さんに振り替えて，治療内容を変更することもできます．

患者さんからキャンセルの電話がかかってきた例（図8）　　**医療スタッフの対応**

 患者：今日の15時に予約をしている山田ですが，体調が悪いのでキャンセルさせてください．

✕ これはNG！
「わかりました」で終わらず，予約のとり直しをしましょう．

スタッフ：山田さんですね，おはようございます．わかりました，では今日のご予約はキャンセルして，ご予約のとり直しをいたしますね．

〈キャンセルを受け付け，予約のとり直しを行う〉
　キャンセルの場合は，治療中断のきっかけになることを防ぐため，可能な限り次の予約のとり直しを行います．

 患者：お願いします．

スタッフ：前歯の型をとったものが出来上がっています．あまり先になって，仮の歯が外れてもいけませんので，近いお日にちのほうがよさそうです．ご希望のお日にちはございますか．

〈次回予約の相談を行う〉
　治療内容や予定を把握したうえで，予約の相談をします．予約の条件や，日にちの目安を伝え，適切な日にちでの予約を促す必要があります．歯科医師からの申し送りも確認し対応しましょう．
　ただし，必要以上に余計なことを言わないよう注意しましょう．歯科医師の話と相違があったりすると，患者さんを不安にさせることになります．

患者：火曜日と金曜日の午前中だと都合がよいのですが．

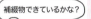
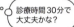

スタッフ：では次の金曜日，〇月〇日の11時はいかがでしょうか．

〈次回の予約をとる〉
　予約のとり直しの際は，診療に必要な時間や，診療の内容に間違いがないかどうか，十分注意しましょう．

患者：大丈夫です．

👉 ここが **Point!**
日時の確認は，一度だけでなく，何度か行いましょう．

スタッフ：はい，では〇月〇日金曜日，11時にご予約をおとりします．ただ体調の様子もありますので，難しければまたご連絡ください．

〈繰り返し日時の確認を行う〉
　電話での予約のとり直しは，お互いの理解に違いがないかどうか，細心の注意が必要です．はっきりした口調で，何度か確認するようにしましょう．

患者：分かりました．

スタッフ：事前にご連絡いただきありがとうございます．大変助かります．では〇日11時にご用意しております．どうぞお身体お大事になさってください．

〈患者さんの気持ちに配慮した声かけを行う〉
　連絡をくれたことに感謝の気持ちを述べることで，今後も連絡をしてくださることが期待できます．そしてキャンセルの理由が体調不良の場合は，特に体調の様子を気遣う態度も表しましょう．

図8　キャンセルへの対応例

3）患者さん以外の電話，来客への対応

　歯科医院には，患者さん以外の方からの電話や来客も多くあります．知人や取引のある業者さんであれば，歯科医師に対応の指示を仰げば問題ありません．しかし，そのほかにもさまざまな用件での電話や訪問があり，そのつど歯科医師に対応の指示を仰ぐことは診療の妨げになるので，避けなければなりません．

　患者さんと同様に丁寧に接しますが，患者さんとは異なる気配りが必要なこともあります．歯科医院の品位を疑われない，マナーを心得た対応を身につけることが大切です．

　診療中に，面識がない広告会社社員の方から，電話がかかってきた例を図9に示します．

　休憩時間や歯科医師の手が空いた時間に，電話の内容を報告し，再度電話がかかってきた場合の対応について指示してもらうとスムースです．

　知人や取引のある方でも，必ずしも連絡先がわかっているとは限りません．こちらから折り返し電話する約束をした場合には，相手の連絡先を聞きメモに残すことを忘れないようにします（図10）．

広告会社より電話がかかってきた例（図9）　　　　　　　　医療スタッフの対応

相手：もしもし，私中島と申しますが，院長先生いらっしゃいますか．

スタッフ：もう一度お名前伺えますか．

相手：中島といいます．

スタッフ：中島様ですね．おそれいりますが，どちらの中島様でしょうか．

〈相手の確認をする〉
　まず，相手はどこの誰なのか，しっかり聞きましょう（歯科医師の知人や取引のある方なら，その場で電話を代わるか，折り返しのご連絡にするか，指示をもらいましょう）．

相手：私，歯科医院の広告お手伝いをしております〇〇広告の中島と申します．

スタッフ：院長は診療中ですが，電話のお約束はございますか．

〈約束の有無を確認する〉
　面識がないと思われる相手なら，院長と約束があるかお聞きします．約束がなければ，詳しい用件を聞き，どのような電話か判断する必要があります．

相手：約束はしていないのですが，ご紹介したい広告の内容がございます．

✗ これはNG！
相手の名前や所属をいい加減に聞かず，報告のためしっかり確認し，メモしましょう．

ここがPoint!
電話の相手はこちらの状況はわかりません．うまく状況を伝え，診療の妨げにならないようにしましょう．

スタッフ：申し訳ありませんが，ただいま診療が大変込み合っており，院長は手が離せません．さしつかえないようでしたら私が代わりにご用件をお伺いいたします．

【用件を聞いてメモに取る】

スタッフ：ご用件は院長に申し伝えておきます．お手数ですが後日おかけなおしください．

〈用件を確認する〉
緊急の用件以外は，診療中に取り次ぐことはせず，代わりにおおよその内容と連絡先を聞き，メモをとりましょう．

〈電話をかけ直してもらうようにする〉
一旦内容を預かり，後日電話をかけなおしてもらいます．もし必要な用件と判断したら，こちらから折り返し連絡してもよいでしょう．

図9　患者さん以外の電話への対応

院長先生へ
8/22（火）11：30
○○歯科の○○先生より
お電話ありました．
お時間ある時に
ご連絡頂きたいそうです．

連絡先：03-○○○○-○○○○

㊙ DHイトウ

図10　電話伝言メモ
日時，相手の名前，用件，歯科医師への伝言，電話をとったスタッフの名前などを明記する．

次に，診療中に面識がない歯科材料会社社員の訪問があった例を図11に示します．

受け取った資料や名刺は，必ずその日のうちに歯科医師の手元に行くようにします．自己判断で不要と決めたりせず，対応したスタッフが責任をもって報告することを忘れないようにします．

歯科材料セールスマンが訪問してきた例（図11）　　　医療スタッフの対応

 来客：株式会社〇〇の大野と申します．院長先生はご診療中でしょうか．

〈相手の確認をする〉
　まず，相手がどこの誰なのか，しっかりききましょう（歯科医師の知人や取引のある方なら，その場で歯科医師に報告し指示をもらいます）．

 スタッフ：ただいま院長は診療中ですが，本日お約束がありますでしょうか．

〈約束の有無を確認する〉
　歯科医師と約束があるかおききします（約束があれば，すぐに取り次ぎます．控え室などへ案内し，お茶をお出しするなどの対応をすることもあります）．

 来客：約束はしていないのですが…

 スタッフ：どのようなご用件でしょうか．

〈用件を確認する〉
　約束が無ければ，まずスタッフのほうで訪問の用件をききます．

 来客：私，この地域の歯科医院を担当させていただいているのですが，当社で歯科材料のセールを行うので，紹介を兼ねてご挨拶に回っております．

〈面会の可否を確認する〉
　よほど必要ないと思われる用件での訪問でなければ，歯科医師に面会の意思があるか確認します．電話の場合と違い，一応は面会が可能かどうか取り次ぐ姿勢を見せることが来客への礼儀といえるでしょう．

✗ これはNG!
患者さんでないからと横柄な態度をとっては絶対にいけません．

 スタッフ：お世話になっております．確認してまいりますので，あちらにおかけになり，少々お待ちください．

【面会するか確認をとる】

　ただし，診療の内容や忙しさによっては，スタッフの判断で断る場合もあります．

☞ ここがPoint!
歯科医師が面会できない場合でも，医院に悪いイメージをもたれないような対応をしましょう．

スタッフ：申し訳ありませんが，院長は手が離せないため，代わりにご用件をお聞きし，資料など頂戴するものがあればお受けとりするよう言われました．念のためご連絡先もお伺いいたします．

【内容を聞き，資料や名刺を受けとる】

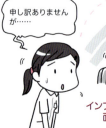

〈詳しい用件と連絡先をきく〉
　用件をきき，資料や名刺など連絡先が分かるものを受けとっておきましょう．こちらから連絡すると約束するような言い方にならないよう気をつけましょう．

図11　患者さん以外の来客対応

4) インシデント・アクシデントへの対応

(1) 歯科におけるヒヤリハット

①インシデントとアクシデント

インシデントとは「実際に事故には至らなくても，重大な事故になっていた可能性があるミスのこと」です．ヒヤリハットともよばれます．アクシデントとは事故のことを指し，医療においては「医療行為の中で患者に傷害が及んだ出来事」を指します．

②ハインリッヒの法則

ハーバード・ウィリアム・ハインリッヒが論文で発表した「ハインリッヒの法則」によると，「1件の重大事故の背景には，29の軽微な事故があり，さらにその背景には300のインシデントがある」といわれています（図12）．

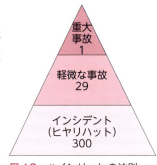

図12 ハインリッヒの法則

(2) 歯科医院におけるインシデント事例

- 患者さんの衣服に薬液を付着させた．
- 器具で患者さんの口唇を傷つけそうになった．
- エックス線写真の防護衣を装着させずに撮影しそうになった．
- インレーやクラウンを口腔内に落とし，患者さんが飲み込みそうになった．
- 消毒滅菌が不十分な器具が使用されそうになった．
- 通路で患者さんとぶつかりそうになった．
- 同じ時間に重複して違う患者さんの予約を入れてしまった．
- 違う患者さんをユニットに誘導してしまった（図13）．
- 注射針で自分の指を刺しそうになった．

インシデントには身体に影響のないものから，簡単な処置を施す必要が生じたものも含まれます．歯科医院では，たくさんのインシデントが発生することが想像できます．

患者さんはもちろん自分自身に対しても，身体に傷害を及ぼすような重大な事故は防がなくてはなりません．そのためには常日頃からインシデント防止のための対応を心がける必要があります．スタッフ全員が，「注意不足な行為や些細なミスが重大な事故へとつながる」可能性を常に意識し，協力・連携して取り組まなくてはならないのです（図14）．

(3) インシデント防止の考え方

インシデント防止には，危険の「予測」と危険を回避する「行動」が伴わなくてはなりません．予測と行動は，個人の考え方や性格，経験，医院の環境などにより左右されてしまいます．医院全体での考え方のすり合わせや予測の訓練，正しい行動をとるためのシステムや協力体制などを整える必要があります．インシデントが起きた場合には，院内で報告検討する機会を設け，今後同じような事例が発生しないようコミュニケーションをとる必要があります（図15）．

違う患者さんをユニットに誘導してしまった例（図13）

ここがPoint!
誘導前にカルテやアポイント帳にて，名前・性別・年齢・治療予定などを確認する習慣をつけましょう．

ここがPoint!
誘導時には，必ずフルネームで呼びかけましょう．

ここがPoint!
ユニットに座った際も，本人に間違いがないか，名前の呼びかけや顔の確認をします．

ここがPoint!
同姓同名の患者さんがいる場合は生年月日を確認しましょう．

【待合室にて】

DH：高橋さん，診療室へどうぞ．

患者A：はい．

【診療室にて】

DH：今日は歯を抜く処置ですね．体調はよろしいですか．

患者A：え?! 歯を抜くのですか?! 虫歯の治療ときいているのですが！

違う患者だと気づく 患者間違い

DH：失礼しました！ 間違いです！
（同姓の方と間違えて誘導してしまった！）

【待合室にて】

DH：高橋久雄さん，診療室へどうぞ．

患者B：はい．

 防ぐには

【診療室にて】

DH：高橋久雄さん，こんにちは．今日は歯を抜く処置を予定していますが，体調はよろしいですか．

患者B：はい，大丈夫です．

図13　インシデント事例：違う患者さんをユニットに誘導してしまった

重要な事柄の申し送りを忘れてしまった例（図14）

治療前の患者さんが受付に来て

患者：先日，セフェム系の抗生物質にアレルギーがあることがわかりました．歯科の先生にもお伝えするよう病院の先生に言われたのですが・・・

DH：そうですか，わかりました．では先生に申し送りいたしますね．
（後で診療室へ入られるときに先生に伝えよう．）

治療終了し帰宅した患者から連絡

患者：帰宅してすぐ気がついたので，飲んではいませんが，アレルギーがあると伝えた薬が処方されていました！

DH：申し訳ありません！
（申し送りを忘れた！！）　**重大ミス**

> 👉 **ここがPoint!**
> 重要な事柄は，すぐに記録して，その場で先生へ申し送りをしましょう．

防ぐには

患者：先日，セフェム系の抗生物質にアレルギーがあることがわかりました．歯科の先生にもお伝えするよう病院の先生に言われたのですが・・・

重要な事柄は，その場でメモにとる．

DH：そうですか，わかりました．では，先生に申し送りいたしますね．
念のため，治療の際にも，山田さん ご自身から先生にもお話しください．確認になりますので．

患者：わかりました．

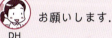
DH：お願いします．

すぐに歯科医師に報告する．

その後の対応

院長や責任者への報告，防止策の検討
　診療の内容にかかわる事例や，患者さんの身体に大きな影響がある事例については，特に院内全体で統一された対応をとることが求められます．
　ヒヤリハットが起きた際には，院長への報告とともに，システムの改善や，マニュアルの見直しなど再度同様のヒヤリハットが起こらないための取り組みが必要です．

図14　インシデント事例：患者さんのアレルギー情報を申し送り忘れてしまった

患者さんが診療室内で転倒しそうになった例（図15）

治療の途中でDHサクライが
DHスジノとアシスタントを
交代することになった

 DHサクライ：スジノさん，交代します．

 DHスジノ：お願いします．

治療終了

 DHサクライ：お疲れさまでした．

DHサクライが片づけはじめる

 患者：わ！！   転倒!?

> ここがPoint!
> 治療の内容以外にも，患者に関して注意したいことは必ず伝達しましょう．

> ここがPoint!
> 声かけともに，患者のそばに立ち，必要ならすぐに介助ができるようにしましょう．

防ぐには →

 DHサクライ：スジノさん，交代します．

 DHスジノ：お願いします．山田さんは，少し足が上がりづらい方なので，ユニットから降りるときには注意してください．

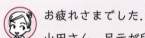 DHサクライ：わかりました．

治療終了

 DHサクライ：お疲れさまでした．山田さん，足元が段差になりますので，お気をつけください．

患者：ありがとうございました．

 DHサクライ：お大事になさってください．

図15　インシデント防止事例：高齢の患者さんが治療後，ユニットから降りる際に転倒しそうになった

Column 苦情や難しい要求をする患者さんへの対応

　苦情や難しい要求をする患者さんへの対応で大事なことは，まずは患者さんの立場に立って考えるということです．「今すぐ診てほしい」，「値引きしてほしい」など，医院としては身勝手な要求だと感じることもあります．患者さんの立場では，「痛みがあって辛い」とか「想定外だった」など困った状況にあるので，思わず文句や要求が口に出てしまうのでしょう．

　「待ち時間が長い！まだですか？！」という苦情はよくある例です．「時間通りにご案内できず申し訳ありません」と，まずお詫びの気持ちを伝え，そのうえで「時間通りに来てくださったのにすみません．お時間の余裕がございませんか？何時に終われば大丈夫でしょうか？」など，相手の状況をお聞きする姿勢を示しましょう．

　「時間がないわけじゃないけど！間に合わないと思ってタクシーで来たのに…こんなに待たされるなんて！！」患者さんが怒るのには，必ずその方なりの理由があります．

　こちらの対応次第で患者さんの気持ちは変わります．患者さんの言い分を丁寧に聞き，こちらの言い分もご理解いただきたいという誠意をもって根気よく接するのが，患者さんを迎える側のマナーといえるでしょう．

参考文献

1) 全国歯科衛生士教育協議会監修：最新歯科衛生士教本 高齢者歯科 第 2 版．医歯薬出版，東京，2013，48．
2) 日本障害者歯科学会編：スペシャルニーズデンティストリー障害者歯科 第 2 版．医歯薬出版，東京，2017．
3) 諸富祥彦編：人生にいかすカウンセリング - 自分を見つめる人とつながる．有斐閣アルマ，東京，2011．
4) 日本障害者歯科学会編：スペシャルニーズデンティストリー．医歯薬出版，東京，2009．
5) 公益社団法人東京都歯科医師会監修：スペシャルニーズデンティストリーハンドブック―障害者歯科医療ハンドブック改訂版―．東京都立心身障害者口腔保健センター，東京，2015．
6) 全国歯科衛生士教育協議会監修：最新歯科衛生士教本 障害者歯科 第 2 版．医歯薬出版，東京，2013．
7) 日本小児歯科学会：日本小児歯科学会における身体拘束下での歯科治療に関する基本的な考え方（厚生労働省の「身体拘束に対する考え方」を前提として，平成 30 年 1 月 17 日．
https://www.jspd.or.jp/recommendation/article16/（2024/10/26 アクセス）
8) 日本障害者歯科学会監修・診療ガイドライン作成委員会：障害者歯科診療における行動調整ガイドライン 2024（2024 年 3 月）
https://minds.jcqhc.or.jp/summary/c00844/（2024/10/26 アクセス）
9) 日本障害者歯科学会ガイドライン検討委員会：歯科治療時の身体（体動）抑制法に関する手引き．障害者歯科，39（1）：45-53，2018．
10) 全国歯科衛生士教育協議会監修：最新歯科衛生士教本 歯科英語．医歯薬出版，東京，2007，129-130．
11) 日本口腔保健協会：口腔機能向上 介護予防に役立つ口腔ケアのてびき―健口長寿をめざして―．2014，10．
12) 杉戸博記，斎藤淳：むし歯・歯周病はお口の生活習慣病 歯の健康．社会保険出版社．
13) 松田裕子：インシデントの事例と対策―歯科衛生士のヒヤリ・ハット―．一般財団法人 口腔保健協会，東京，2015．

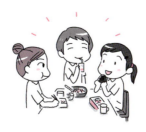

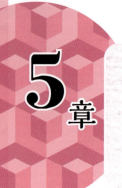

5章 院内でのクリニカルマネジメント

1. 文書・個人情報の取り扱い

　歯科医院では患者さんの氏名，住所などの「個人情報」を取り扱っています．「個人情報保護法」のもと，それらを適切に取り扱わなければなりません．

1）個人情報とは

　「個人情報」とは，氏名，生年月日，住所，顔写真などにより特定の個人を識別できる情報をいいます．また，メールアドレスについてもユーザー名やドメイン名から特定の個人を識別することができる場合は，それ自体が単体で個人情報に該当します．

　2017年5月30日に全面施行された改正個人情報保護法では，取り扱う個人情報の数に限らず，個人情報を取り扱うすべての事業者が対象となり，適正な取り扱いが求められようになりました．また，機微情報とよばれていた特定の個人情報が，「要配慮個人情報」として取り扱いがより厳格に規定されました．

2）要配慮個人情報とは

　個人情報の中には，他人に公開されることで，本人が不当な差別や偏見などの不利益を被らないようにその取り扱いに特に配慮すべき情報があります．

　人種，信条，社会的身分，病歴，犯罪の経歴，犯罪により被害を被った事実のほか，身体障害・知的障害・精神障害などの障害があること，医師等により行われた健康診断その他の検査の結果，保健指導，診療・調剤情報，本人を被疑者または被告人として逮捕等の刑事事件に関する手続が行われたこと，非行・保護処分等の少年の保護事件に関する手続が行われたことの記述などが含まれる個人情報といったものを，「要配慮個人情報」とし，これらの取り扱いには特に配慮しなければなりません．「要配慮個人情報」は原則として，本人の同意を得ていない限り取得することができませんし，第三者への提供も認められていない秘匿性が高い情報ですが，その一部は適正な医療を行ううえで必要なものです．

　歯科医院で取り扱う「要配慮個人情報」の具体的な内容としては，問診票や診療録（カルテ）などに記載された病歴，患者の身体状況，病状，治療等について，医療従事者が知り得た診療情報や処方情報，健診の結果及び保健指導の内容，障害（身体障害，知的障害，精神障害等）の事実などがあります．

3）歯科医院で扱う個人情報

　歯科医院において扱われる個人情報の種類として「患者およびその家族の情報」，「従業

表1 各記録の保存期間

記　録	保存期間	根拠となる法律・規則
診療録	5年	歯科医師法第23条
歯科衛生士業務記録	3年	歯科衛生士法施行規則第18条
歯科技工指示書	2年	歯科技工士法第19条
エックス線写真	3年	保険医療機関及び保険医療養担当規則第9条
エックス線装置の測定記録	5年	医療法施行規則第30条の21

員の情報」,「委託・取引業者の情報」,「診療情報提供に関連した歯科医師会名簿・同窓会名簿」などがあります.

①個人情報は利用目的を定めて,その範囲内で利用します.

②情報の漏洩が生じないように安全に管理します.

・紙媒体による情報の場合は鍵のかかる引き出しや棚で保管し,パソコンで扱う場合はパスワードを設定するなどの安全措置が必要です.

・医院が保有する個人情報を私的に流用したり,不特定多数の人に広めるなどの行為を行わないように院内で徹底することが必要です.

・個人情報は正確に記載,また常に最新の内容に更新し,必要がなくなったときはデータを消去します.

③個人情報を本人以外の第三者に譲渡するときは,原則として,事前に本人の同意を得ることが必要です.

4) 診療録などの取り扱い

診療録（カルテ）には,患者の訴え,病歴,所見,検査結果,診断,治療内容,疾病の経過などが記載されることになります.診療録には膨大かつ繊細な個人情報が含まれており,慎重な取り扱いが求められます.

また,診療録,歯科技工指示書,歯科衛生士の記録（歯科衛生実地指導記録・訪問歯科衛生指導の写しを添付した歯科衛生士業務記録）は法律に定められた保存期間を順守しなければなりません.情報のシステム化により各種ソフトなどで管理されている場合も保存期間,保存方法に注意が必要です（表1）.

✖ これはNG！

仕事中のことや,患者さんが特定されるような内容をSNSなどに投稿してはいけません.

💠 Column 歯科衛生士法における個人情報の取り扱い

個人情報保護法のみならず,歯科衛生士法第13条の6においても,「歯科衛生士は,正当な理由がなく,その業務上知り得た人の秘密を漏らしてはならない.歯科衛生士でなくなった後においても,同様とする」と定められています.

2. 物品の管理

歯科医院で管理する物品は，診療時に使用する歯科医療機器・器具・材料，感染予防用品，薬剤，患者さんに使用を勧める口腔ケアグッズなど多岐にわたります．

必要なものがそろっていなければ，診療に遅滞が生じ，それは患者さんの不利益につながります．適切な器材の管理，物品の発注や在庫管理などはスムーズな診療を行うために欠かせない業務の一つです．

1）発 注

院内に必要な物品が常に不足しないようにするためには，発注する物品名・必要数・発注先などの情報を整理する必要があります．

単回使用（ディスポーザブル）の材料，消耗品であるセメント類，印象材などは使用頻度を踏まえ，残量の程度に応じて発注のタイミングを設けましょう．

（1）記 録

診療に使用する器材は多種多様です．それらをリストアップし記録することで，不足しているものを把握することが可能となります．さまざまな器材を漠然と管理するのではなく，記録することで情報を明確にすることができるため，発注ミスの防止にもつながります（表2）．また，記録はスタッフ間での情報共有にも有効です．

（2）整 理

スムーズな診療を行うためには，その日に使用するものをあらかじめ準備する必要があります．すぐに使用できるように，器材の所在を明確にしておきます（図1）．

2）在庫管理

医院の保管スペースは限られており，多くの在庫を抱えることができないため，不必要な在庫を保持しないようにしましょう．また，使用期限のある材料は多くそろえてしまうと，使用するまでに劣化したり，使用期限を超過したりするリスクが高まります．そのため材料の使用頻度を把握し，在庫数の調整を行うことが必要です（図2，3・表3）．

（1）取り扱い・保管

①歯科材料と医療機器

歯科材料はその種類によって，取り扱いが異なります．保管温度の違い（室温・冷蔵），使用期限，暗所での保存の必要性など，材料によって異なるそれらの指定を理解し，適切に取り扱うことが求められます．薬品などは，鍵のついた場所での管理が義務づけられているもの，光の遮蔽が必要なものなどがあり，取り扱いに配慮が必要です．

☞ここが**Point!**
各器材の責任者を決めて管理をしっかり行いましょう．

☞ここが**Point!**
セメント類は一カ所にまとめて保管するなど，治療の種類別に使用する器材を整理・分類し，取り出しやすい収納にしましょう．

☞ここが**Point!**
在庫の保管場所を定め，残量を把握しやすいようにします．また，リストを作成し，残量に応じた発注のタイミングを設けます．

表2　在庫発注ノートの活用例

発注日	製品名	発注量	発注先	発注者	納品日
5月20日	CR（ペースト）A3	2	○○デンタル	田中	5月24日
5月25日	印象材	3	△△材料	高橋	5月29日
・	・	・	・	・	・
・	・	・	・	・	・

表3 在庫管理表の活用例

品　名	発注のタイミング	発注先	管理場所
印象材	残り二袋で発注	△△材料	1F 流しの下の棚
石　膏	残り二袋で発注	△△材料	1F 流しの下の棚
歯面清掃用ペースト	残り一つで発注	○○歯科材	カウンセリングルーム水道上の棚
ボンディング材 A	残り一つで発注	○○歯科材	冷蔵庫
．	．	．	
．	．	．	

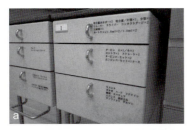
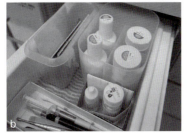

図1　器材の整理
a. 器材の所在を明確にするために，ラベルを貼り，わかりやすく収納する.
b. 器材を取り出しやすく整頓する.

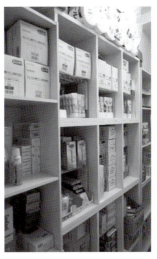

図2　在庫の管理
整理整頓して在庫を保管する.

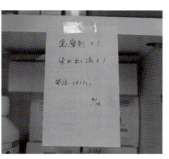

図3　器材の発注
発注した後，メモ書きでスタッフに周知する.

> **ここが Point!**
> 取り扱っている医薬品に添付されている取り扱い説明書や添付文書をファイリングし，情報を整理しましょう．

> **ここが Point!**
> 在庫管理の担当者を決めない場合でも，どの程度の残量になったら発注するのかルールを定め，発注の有無をメモ書きで残すことでミスを防ぐことができます．

Column　医薬品の取り扱い

「医療法」により，歯科医院で取り扱う医薬品に関しても，医薬品業務手順書の作成と手順書に基づく業務の実施が義務化されています．

また，確保すべき体制として常勤の医薬品安全管理責任者の配置が求められており，院長の指名により常勤の歯科医師，歯科衛生士の資格を有する者から選任します．

注意が必要な医薬品には劇薬（局所麻酔薬，ホルマリン製剤，グアヤコール製剤等），消毒薬，フッ化物，歯垢染色剤，う蝕検知液などがあり，特に劇薬の管理には施錠が必要です．

取り扱いや，使用方法，保管方法など管理に関する注意点は関係するスタッフ全員への周知徹底が求められます．

医療機器は種類により洗浄や消毒・滅菌方法が異なります．機器の耐熱温度，消毒剤の耐性などを確認し，正しく管理を行いましょう．誤った管理方法は故障や破損につながります．

②受付・事務関係

受付で取り扱う物品には，カルテ用紙，診察券，処方せん，口腔ケアグッズ，印刷物，

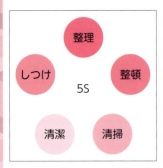

図4 5S

レジ用品，コピー用紙などがあり，受付業務がスムースに行われるよう在庫をチェックします．

3）5S（整理，整頓，清掃，清潔，しつけ）の考え方

医院の環境を整えるにあたり，基準となる考え方に「5S（ファイブエス）」というものがあります．これは職場管理の基盤づくりのために考案されたものです．5Sにより歯科医院としてあるべき環境づくりをすることが可能となり，その結果スタッフも働きやすくなり，効率よく診療を行うことができます．そしてそれが患者さんへの安全で良質な医療を提供することにつながります（図4）．

(1) 整理（SEIRI：不必要なものを捨てましょう）
(2) 整頓（SEITON：決められた物を決められた場所に置き，使いやすくとり出せる状態にしておきましょう）
(3) 清掃（SEISOU：常に掃除を心がけましょう）
(4) 清潔（SEIKETSU：整理，整頓，清掃を維持し，衛生的な状態を保ちましょう）
(5) しつけ（SHITSUKE：決められたルール・手順を守る習慣をつけましょう）

3．待合室の管理

歯科医院の待合室は患者さんが一番初めに足を踏み入れる場であり，治療を終えて次の予約をとってお帰りになるまでの場でもあります．治療を待つ間，患者さんは不安を抱えている場合もあるため，待合室は常に清潔で安心感を与えるような環境に整える必要があります．医療機関という環境には清潔感が欠かせません．待合室や手洗い場が汚れていたりすると，不衛生な印象を与え，ひいては，治療に対する不信感につながるおそれがあります．

1）環境づくり

患者さんの目に触れるところのみならず，歯科医院全体において，清潔かつ整理整頓された環境を作ることが大切です．その結果，スタッフもスムースに行動することができ，効率よく診療を行うことができます．

(1) 環境の整備

「患者さん目線」を基準に待合室を見てみましょう．清潔感を第一に考えたうえで，診療のストレスを和らげるよう観葉植物を置いたり，待ち時間に閲覧できる本や患者説明用パンフレットを置くなど工夫をすると患者さんがよりリラックスして診療を待つことができます．トイレ・手洗い場などは，患者さんが清潔感を評価するうえで最も重要な場所です．医院全体に対する印象にもつながるため，清掃には特別配慮します．

また，においに関して敏感な患者さんもいるため換気を十分に行ったり，気温差に配慮した細やかなエアコンの調整などの整備が大切です（図5）．

(2) 口腔ケアグッズ

セルフケアで使用する歯ブラシや，歯間ブラシ，歯磨剤類などは主に受付で販売します．歯ブラシなどは実物を見ることができるよう，包装から出したものを展示します（図6）．

> 👉 **ここがPoint!**
> 口腔ケアグッズについての簡単な説明を付けておくことが，購入時の参考となったり，興味や関心を引くことにつながります．

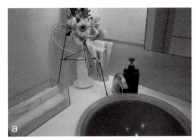 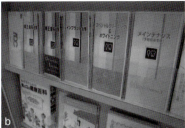 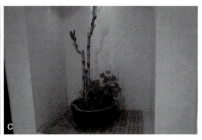

図5　環境の整備
a. 水回りの汚れを拭きとり，清潔に保つ．スタッフ一人ひとりのちょっとした心配りが大切です．
b. 治療内容をわかりやすく説明したパンフレットなどを置くと効果的です．
c. 観葉植物などを飾り，環境づくりに役立てます．

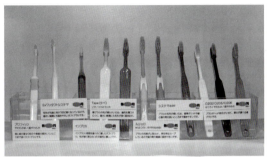 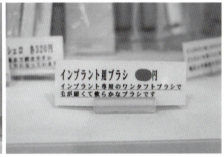

図6　口腔ケアグッズ
実物を見ることができるようにグッズを展示します．それぞれの特徴も示すと患者さんの興味を引き，購入しやすくなります．

(3) 受付スタッフ

歯科医師，歯科衛生士，歯科助手，受付スタッフはそれぞれの業務を担っていますが，患者さんから見れば，どの職種であっても「歯科医院のスタッフ」です．

受付スタッフは会計や診察予約をとるなどの業務のほかにも，患者さんから治療内容を聞かれることも多く，ときにはクレームに対応することもあるため，ある程度の知識とコミュニケーションスキルが必要です．

(4) その他

患者さんの意見は医院の質向上にとって大切なものです．患者さん向けにアンケート用紙を配布，または設置することで，積極的に患者さんの声を聴くようにします．

得られた意見にはスタッフが気がつかない点が明示されることもあるため，改善点や課題を院内で共有し，よりよい医院づくりに役立てることが重要です（図7）．

> **ここがPoint!**
> 問い合わせの多い質問や，クレーム対応のマニュアルなどをあらかじめ準備したり，連絡ノートを作成するなどして，全スタッフが情報を共有しておきます．

4. IT機器の活用

IT機器は，歯科医院で日常的に使用するため，扱い方を理解する必要があります．

1) 歯科医院でのパソコンの利用

現在では多くの歯科医院でパソコンを患者情報の管理，統計，患者指導，院内資料の作成などに活用しています．

（1）患者情報の管理（診療録，エックス線写真，口腔内写真など）

患者情報や診療内容をパソコンに入力します．また，エックス線写真をデジタル撮影したり，口腔内写真をデジタルカメラで撮影した場合は，そのデータの管理もパソコンで行います．

（2）患者指導に使用

診療中，チェアサイドで治療内容を説明する際に使用する媒体として，パソコンやタブレット型の IT 機器を使用します．

（3）院内資料の作成

患者さん向けに，治療の概要をまとめた資料や，歯科医院のパンフレットを作成します．

（4）患者さんへの手紙

定期健診の時期を知らせるはがきを作成します（図 8）．

患者様の声をお聞かせください

患者様の声を大切に日常のサービス向上に向け，院長・スタッフ一同，努力して参りたいと存じます．
治療においでいただいているところ，ご迷惑とは思いますがアンケートにご協力お願い致します．

1　性別　□女性　□男性

2　年齢　□80 歳以上　□70 代　□60 代　□50 代　□40 代　□30 代　□20 代　□10 代

満足度（患者様が当院に通院，加療してみての満足の度合について）

	よい	ふつう	わるい
3　受付の対応	□	□	□
4　電話の対応	□	□	□
5　担当医の対応	□	□	□
6　歯科衛生士の対応	□	□	□
7　診療・治療の技術	□	□	□
8　診療・治療の説明	□	□	□
9　医療設備・機器	□	□	□
10 診療室の環境	□	□	□
11 待合室の環境	□	□	□
12 清潔感（感染予防を含む）	□	□	□
13 診療時間・曜日	□	□	□
14 プライバシーの保護	□	□	□
15 院内の表示	□	□	□
16 ホームページ	□	□	□
17 医療費	□	□	□
18 立地条件（駐車場含む）	□	□	□

その他，ご自由に患者様のご意見をお書きください．

ご協力ありがとうございました．
○○歯科医院

図 7　アンケート用紙の例

図8 患者さんへの定期健診のお知らせ例
季節に合わせた写真とともに送るはがき

参考文献

1) 電子政府の総合窓口 e-Gov イーガブ，http://www.e-gov.go.jp/（2017.11.14 アクセス）
2) 日本歯科医療管理学会編：歯科医療管理 医療の質と安全確保のために．医歯薬出版，東京，2011．
3) ナビゲート，http://www.navigate-inc.co.jp/index.html（2017.11.14 アクセス）
4) 高原昭男編：医療現場の5S活用ブック．日本能率協会マネジメントセンター，東京，2016．
5) 個人情報保護委員会：医療・介護関係事業者における個人情報の適切な取扱いのためのガイダンス」【総論】．
   https://www.ppc.go.jp/all_faq_index/faq3-q2-4/（2024.11.9 アクセス）
6) 政府広報オンライン：「個人情報保護法」を分かりやすく解説。個人情報の取扱いルールとは．
   https://www.gov-online.go.jp/useful/article/201703/1.html（2024.11.9 アクセス）

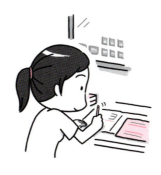

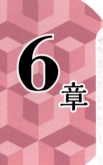

6章 院内での情報共有

1. 問診票

　診療にあたって，患者さんの情報収集は不可欠です．その手段として問診票が活用されます．診療の流れをスムーズにし，起こり得るトラブルを防ぐためには，問診票から得られた情報を院内で共有することが大切です．

1）問診票取り扱いの注意点

　問診票は，患者さんの個人情報でもあり，取り扱いには十分に注意をしなくてはなりません．患者さんの氏名，生年月日，住所，電話番号，メールアドレスにはじまり，患者さんの既往歴，現病歴，患者心理などの情報が記載されます．患者さんに記載していただく際には，問診票の目的（治療に必要な情報収集）をしっかりと説明し，同時に治療以外には使用しないこと，記載内容はすべて守秘することを伝えます．

> **Column　守秘すること**
>
> 　守秘とは，秘密を守ることです．医療では職務上，患者さんから情報を得る機会が多くあります．知り得た情報を必要以上に広めないことを患者さんに約束をします（P.88 Column 参照）．

2）問診票の種類

　問診票の質問事項は，歯科医院の特徴によって内容も異なります．一般的な歯科診療からはじまり，外科的治療を含む歯科医院，小児を対象とする歯科医院，矯正治療を主とする歯科医院，高齢者に向けた訪問歯科や障害者歯科など，歯科診療の種類別に特徴があります．

3）問診票の質問項目

　一般的な問診票の質問項目を下記に示します．歯科医院の特色に応じて，質問項目を抜粋したり，項目内容を追加することで，必要な情報を収集することが可能です．

（1）来院動機

　ここでは患者理解を深めるために，患者さんの心理的背景を理解します．

【質問項目】
当院に来院してくださった理由をおきかせいただけますか？
（　　　　　　　　　　　　　　　　　　　　　　　　　　　　　　　　　　　　　　）

（2）主　訴

　患者さんの口腔内症状における主な訴えや治療の要望を，問診票から把握します．

【質問項目】
下記の項目で気になることや治療への要望に☑をしてください（複数回答可）

□歯が痛む　　　　　　　　　　□歯がぐらぐらしている　　　　□応急処理のみ治療を希望する
□歯がしみる　　　　　　　　　□歯石をとりたい　　　　　　　□保険の範囲内での治療を希望する
□かむと痛い　　　　　　　　　□つめもの／被せものがとれた　□よい治療であれば自費の治療も検
□入れ歯が合わない／痛い　　　□口臭が気になる　　　　　　　　討したい
□顎が痛い／開かない／音がする　□咬み合わせが気になる　　　　□その他（心配なことや要望）
□口の中にできものができた　　□歯並びが気になる
□口の中に違和感がある　　　　□歯を白くしたい（ホワイトニング）
□口が渇く　　　　　　　　　　□歯のクリーニングをしたい
□歯ぐきから血が出る　　　　　□審美的に綺麗にしたい
□歯ぐきが腫れている　　　　　□検査をしてほしい

（3）既往歴

　過去に罹ったことがある疾患を把握します．

【質問項目】
①今までに大きな病気をしたことはありますか？　（ある・ない）
②「ある」に回答された方にお伺いします
・いつ頃，罹患しましたか？　　（　　　　　　　　　　　　　　　　　　　　　　　　　）
・疾患名は何でしたか？　　　　（　　　　　　　　　　　　　　　　　　　　　　　　　）
・入院はされましたか？　　　　（　　　　　　　　　　　　　　　　　　　　　　　　　）
・完治（寛解）されましたか？　（　　　　　　　　　　　　　　　　　　　　　　　　　）

（4）現病歴

　現在の全身状態および精神状態の把握と，通院の有無および服薬状況を把握します．

【質問項目】
①最近，2～3カ月のお身体の調子はいかがですか？
　　□とても良い　□良い　□普通　□あまり良くない　□全く良くない
②他科への通院や服用しているお薬はありますか？　（ある・ない）
③「ある」に回答された方は，疾患名と診療科および服用されているお薬を教えてください
　疾患名（　　　　　　　　　　　　　　　　　　　　　　　　　　　　　　　　　　　）
　診療科（　　　　　　　　　　　　　　　　　　　　　　　　　　　　　　　　　　　）
　薬品名（　　　　　　　　　　　　　　　　　　　　　　　　　　　　　　　　　　　）

（5）過去における歯科治療情報

　歯科治療や麻酔時，抜歯の際に何らかの異変がなかったかを把握します．

【質問項目】
①過去に歯科治療を受けていて，何らかの異常はありましたか？（ある・ない）
②「ある」と回答した方，どのようになりましたか？
□血が止まらなくなった　　□痛みが長く続いた　　□気分が悪くなった
□熱が出た　　□意識が遠くなった　　□その他（　　　　　　　　　　　　　　　　　）

(6) 薬の副作用

歯科治療に重要な情報としての薬物の副作用に関して把握します.

【質問項目】
①副作用の出た薬はありますか？ （ある・ない）
②「ある」と回答した方は，どのようなお薬ですか？
□ヨード系　□ペニシリン系　□ピリン系　□クロルヘキシジン　□麻酔薬
□その他（　　　　　　　　　　　　　　　）

(7) アレルギー

アレルギーの有無およびアレルギーの種類に関して把握します.

【質問項目】
①何らかのアレルギーはありますか？ （ある・いいえ）
②「ある」と回答した方は，どのようなアレルギーがありますか？
□食物アレルギー　□気管支ぜんそく　□アトピー性皮膚炎
□花粉症　□金属アレルギー　□その他（　　　　　　　　　　　　　）

(8) 喫煙状況

歯周病治療やインプラント治療にリスクを伴う喫煙状況について把握します.

【質問項目】
①タバコは吸われますか？ （はい・いいえ）
②「はい」と回答した方にお伺いします.
・1日何本吸いますか？ 約（　　　　　）本
・禁煙しようと思ったことはありましたか？（ある・ない）
・喫煙は歯周病に悪影響があることを知っていましたか？（はい・いいえ）

(9) 最終受診歴

歯科医院を最後に受診した時期を把握することで，歯周病予防への意識とモチベーションを予測します.

【質問項目】
①最後に歯科医院を受診したのは，今からどのくらい前になりますか？
□約半年前　□約1年前　□約2年前　□約3年前　□約4年前　□約5年前
□その他（約　　　　年前）
②最後に歯科医院を受診した目的は何でしたか？
□歯の治療のため
□歯の清掃のため
□その他（　　　　　　　　　　　　　　　）

(10) 過去における体験

患者さんが過去に受診した歯科医院での嫌な体験を把握し，繰り返さないためにあらかじめ対策を考えます.

【質問項目】
①過去に受診した歯科医院で, 嫌なことや不愉快なことがありましたか？ (はい・いいえ)
②「はい」と回答した方, 具体的な内容をおきかせいただけますか？

(11) その他

患者さんが治療を受けるにあたって，不安に思うことや要望など，あらかじめ把握しておくことで，起こり得るトラブルを防ぎます.

【質問項目】
治療を受けられるにあたって，不安なことや心配されていること，またご要望などがありましたらご記入ください

4）問診票を活用したメディカルインタビュー

　患者理解を深めるにあたって，問診票から得た情報をもとに，患者さんにインタビューを試みます．ここではケースを交えながら，歯科診療に必要な情報収集のポイントを解説します（赤字は患者さんからの回答）．

40 歳・女性・主婦

（1）当院に来院してくださった理由をおきかせいただけますか？

「近所の方のお話をきいて来院しました」

👉**ここが*Point!***

　初診の患者さんは，何らかの心理的理由をもって来院します．問診票の回答から，患者さんは，近所の人の話の内容がきっかけとなって来院したことが伺えます．つまり，近所の人の話のなかで，患者さんが"この歯科医院に来院したい"と思った来院動機に関する情報が存在しています．

（2）下記の項目で気になることや治療への要望に☑をしてください（複数回答可）

□歯が痛む
☑歯がしみる
□かむと痛い
□入れ歯が合わない / 痛い
☑顎が痛い / 開かない / 音がする
□口の中にできものができた
□口の中に違和感がある
□口が渇く
☑歯ぐきから血が出る
☑歯ぐきが腫れている

□歯がぐらぐらしている
□歯石をとりたい
☑つめもの / 被せものがとれた
□口臭が気になる
□咬み合わせが気になる
□歯並びが気になる
□歯を白くしたい（ホワイトニング）
□歯のクリーニングをしたい
□審美的に綺麗にしたい
☑検査をしてほしい

□応急処理のみ治療を希望する
□保険の範囲内での治療を希望する
☑よい治療であれば自費の治療も検討したい
☑その他（心配なことや要望）
「治療を選択するときには十分に考えてから決めたいと思います」

👉**ここが*Point!***

　チェック項目が複数の場合，患者さんにとって最も強く希望する項目を聴くとよいでしょう．なぜなら，患者さんが希望する治療の優先順位は，必ずしも歯科医師が考える治療計画と一致しているとは限らないからです．あらかじめ患者さんが希望する治療を把握したうえで治療説明に入ることで，患者さんに誤解を与えることなく進みます．また，「その他」に記載されている患者さんの声は重要な課題ですので，併せて情報を共有していきましょう．

（3）既往歴

①今までに大きな病気をしたことがありますか？　（ある・ない）

②「ある」に回答された方にお伺いします

・いつ頃，罹患しましたか？　　　　（17年前）

・疾患名は何でしたか？　　　　　　（喉頭浮腫・喉頭蓋炎）

・入院はされましたか？　　　　　　（しました）

・完治（寛解）されましたか？　　　（完治しました）

（4）現病歴

①最近，2〜3カ月のお身体の調子はいかがですか？

□とても良い　□良い　□普通　☑あまり良くない　□全く良くない

②他科への通院や服用しているお薬はありますか？　（ある・ない）

③「ある」に回答された方は，疾患名と診療科および服用されているお薬を教えてください

疾患名（　　　軽度の糖尿病　　　）

診療科（　　　　内　科　　　　　）

薬品名（　　　　スーグラ　　　　）

> ☞ここが Point!
>
> 　診療にあたって，患者さんの既往歴や現病歴，服薬状況を把握しておくことは非常に重要です．同時に，最近の体調も理解しておく必要があります．ケースの患者さんは「☑あまり良くない」に回答がありましたので，さらに詳しく尋ねることで正確な状況が把握できます．患者さんの心身状態は，歯科治療をしていくうえでも何らかの影響が出てきますので大切な情報となります．

（5）過去における歯科治療情報

①過去に歯科治療を受けていて，何らかの異常はありましたか？　（ある・ない）

②「ある」と回答した方，どのようになりましたか？

□血が止まらなくなった　□痛みが長く続いた　□気分が悪くなった

□熱が出た　□意識が遠くなった

☑その他（抜歯のとき，なかなか抜けなくて不安からパニックになりました）

> ☞ここが Point!
>
> 　患者さんの過去における歯科治療体験を把握することは重要です．今後，同様の治療が予測された場合，患者さんは，過去の出来事が再現され，過度に反応することが考えられます．患者さんの過去の体験に関して，詳細に尋ね，あらかじめ対策を考えておくとよいでしょう．配慮するべきことは，他院の批判をしてはいけません．ここでの目的は，他院での批判ではなく，患者さんの体験を把握したうえで，適切な事前対策をすることが目的です．

（6）薬の副作用

①副作用の出た薬はありますか？　（ある・(ない)）

②「ある」と回答した方は，どのようなお薬ですか？

□ヨード系　□ペニシリン系　□ピリン系　□クロルヘキシジン　□麻酔薬

□その他（　　　　　　　　　　　）

（7）アレルギー

①何らかのアレルギーはありますか？　（(ある)・いいえ）

②「ある」と回答した方は，どのようなアレルギーがありますか？

□食物アレルギー　□気管支ぜんそく　□アトピー性皮膚炎

□花粉症　　　　　□金属アレルギー　☑その他（鼻炎）

> ここが Point !
>
> 　服用している薬の副作用やアレルギーの種類に関しては，十分に把握しておく必要があります．診療録などでは，スタッフ全員の目に入るところに記録しておきます．今回示したケースの患者さんは「☑その他（鼻炎）」とあり，鼻詰まりから歯科治療が苦痛になることもありますので，毎回，治療前に状態を尋ねるとよいでしょう．

（8）喫煙状況

①タバコは吸われますか？　（はい・(いいえ)）

②「はい」と回答した方にお伺いします．

・1日何本吸いますか？　約（　　　　）本

・禁煙しようと思ったことはありましたか？（ある・ない）

・喫煙は歯周病に悪影響があることを知っていましたか？（はい・いいえ）

（9）最終受診歴

①最後に歯科医院を受診したのは，今からどのくらい前になりますか？

□約半年前　□約1年前　□約2年前　□約3年前　□約4年前　☑約5年前

□その他（約　　　年前）

②最後に歯科医院を受診した目的は何でしたか？

□歯の治療のため

□歯の清掃のため

☑その他（定期的に受診するよう勧められましたが継続できませんでした）

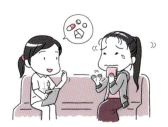

ここがPoint!

　歯科治療，特に歯周病治療やインプラント治療は，患者さんの喫煙状況がリスクを高めます．喫煙者には禁煙指導が必要となり，場合によっては禁煙外来を紹介する必要があります．最終受診歴に関しては，通常，メインテナンス中の患者さんの通院間隔は3〜6カ月ごととなっていますので，このケースの患者さんは「☑約5年前」と，メインテナンスがなされてないことが予測できます．さらに，定期的な受診を勧められるも「継続できなかった」と回答がありますので，その理由を聴き，患者さんとともに，今後，継続していくための取り組みを考えていくとよいでしょう．

（10）過去における体験

①過去に受診した歯科医院で，嫌なことや不愉快なことがありましたか？

（はい）・いいえ

②「はい」と回答した方，具体的な内容をおきかせいただけますか？

「歯ブラシ指導をされた際，しっかりとした説明がなされないまま，歯科用品をたくさん勧められたことがあり，不信に感じました」

ここがPoint!

　こちらの説明が必ずしも患者さんに理解され，納得していただいているとは限りません．歯ブラシや歯間ブラシ，フロスを勧める際には，十分な説明をすると同時に，患者さんが内容を理解しているか，疑問がないかをフィードバックする必要があります．

（11）その他

　治療を受けられるにあたって，不安なことや心配されていること，またご要望などがありましたらご記入ください

「歯科治療は，保険治療や保険外での治療を選択しなくてはならなかったり，治療法も選択しなくてはならなかったりと，考えて決めなくてはならないことが多いので，できるだけわかりやすく，理解できるように，丁寧な説明をしてほしいです．治療を決定するにあたっては，ゆっくりと考える時間もほしいです」

ここがPoint!

　患者さんの「声」の積極的な記載は，歯科医院に向ける期待があります．得られた情報を院内で共有し，あらかじめ適切な対策を考えることで，患者さんの安心，信頼につながります．

2. 情報共有のシステム化

　先述のとおり，問診票から患者さんへのインタビューを通して得た情報は，院内で共有することが大切です．情報共有にあたって，院内の誰もが正しく理解でき，慌ただしい診療の中での効率化を図り，誰もが見てわかりやすく情報が得られることが重要です．記載内容が，視覚に訴え，一目瞭然，端的に理解できることが必要です．こうした情報共有のシステム化を目的とした工夫の一つとして『Patient record』（ミズキデンタルオフィス，水木考案 2013）を紹介します．

1）Patient record の特徴と活用方法

（1）カラーシートの活用
　診療録の色の白に対して，Patient record は色のついた用紙を使用するなどの工夫をするとよいでしょう．目につきやすくすることで誰もが迅速に患者情報を把握できるようにするためです．

（2）文面の記載法と院内の連携
　スタッフにとって臨床のなかでの時間の使い方は重要な課題です．初対面の患者さんの情報を，院内の誰もが短時間に，効率よく，適切に把握できるようにするには，各カテゴリーの重要事項におけるポイントは，2～3行程度で記載する必要があります．この文字数であれば，瞬時に把握することが可能です．

（3）ルールの設定
　Patient record の情報は，診療の流れに沿って，状況に応じて，受付時，診療前，相談前など，院内の誰もが常にシートを確認する習慣を身につけておくとスムースです．それぞれの歯科医院での流れに沿って，独自のルールを設定し，活用することも効果的です．

2）Patient record の実際

　先述したケースを交えて，Patient record の活用例を示します（図1）．
　情報は A4 一枚の分量に内容がまとまっていることが理想です．色つきシートにすることにより，診療録のなかでも目立つため，シートを探す手間もかかりません．Patient record に記載された情報は，受付での対応時，治療および治療のアシスタント時，歯科医師によるインフォームド・コンセント，歯科衛生士による患者指導および歯周病治療など，それぞれのシチュエーションに応じて活用すると効率よく情報の共有ができます．

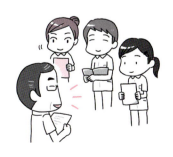

Patient record

記載年月日：2017 年 11 月 1 日
患者氏名　　：
記載担当者：歯科衛生士 田中

1）来院動機 　　近所の方の話『治療説明が丁寧だった』と聞いて来院しました	
2）治療要望 　　◎複数回答あり 　　　　特に「被せものがとれた部位」「しみる部位」を優先して欲しいとのこと	
3）病歴 　　17 年前に喉頭浮腫・喉頭蓋炎で入院、現在は完治しています	
4）体調 　　現時点では良くない様子・・・易疲労・中途覚醒・意欲の低下 　　軽度の糖尿病で内科に通院中、スーグラ服用	
5）歯科治療における注意点 　　他院にて抜歯、不安からパニックになった　スタッフ間の会話に不快だった 　　注）治療中のスタッフ間の会話には注意して下さい！	
6）薬の副作用 　　無・有→	
7）アレルギー 　　無・有　→　鼻炎　　　注）毎回、治療の前に、鼻詰まりがないかを確認！	
8）喫煙 　　無・有　→（　　）本/day　　禁煙に挑戦したことが（ある・ない） 　　喫煙が歯周病に影響することを知っている（知っている・知らない）	
9）最終受診 　　□半年前　□1 年前　□2 年前　□3 年前　□4 年前　☑5 年前　□その他（　　　） 　　メインテナンスを勧められたが、効果を感じられなかったため自己中断したとのこと	
10）過去における体験 　　納得する説明もないままに、洗口剤や歯ブラシなど勧められたため、不信に思った 　　注）歯科用品は、しっかりとした説明の上で勧めて下さい！	
11）ニーズ 　　治療選択の際は、十分な説明をお願いします！ 　　治療選択にあたっては、十分に考える時間が欲しいとのことです	

図1　Patient record の活用例

3. 業務記録の書き方

1）SOAP 形式での書き方

　医療従事者が日常の業務のなかで必ず行わなければいけないものの一つとして診療記録の記載があります．診療記録では患者さんや診療の情報を的確に記載することが重要です．特に多職種が連携する大学病院・総合病院などでは，日々，診療記録によって患者さんの状態を医療従事者全員で共有する必要があります．診療記録にはさまざまな形式のものが存在しますが，現在の臨床の現場では，患者さんのもつ問題点を整理して，スタッフ間の相互認識・理解を進めるために SOAP 形式が多く用いられています．

　SOAP 形式とは POS（Problem Oriented System）という「問題志向型診療システム」の考えを用いた診療記録の形式のことです．POS は，患者さんの健康上の問題を中心に，その問題の解決を目指した患者中心の診療システムです．従来の DOS（Doctor Oriented System）という疾患中心・医師中心の医療システムでは，疾患の治療を追求するあまり医療者と患者さんとのあいだでの考えや満足度のずれが生じていました．そのため，医療者と患者さんで十分な信頼関係の構築ができないというデメリットがありました．患者さんの訴えを中心とした診断のプロセスを重視する POS では，医療者側と患者側のそれぞれの視点から問題を解決に導くことができ，患者の自己決定権の尊重につながります．

　SOAP 形式は得られた情報を S（Subject・主観的データ）・O（Object・客観的データ）・A（Assessment・アセスメント）・P（Plan・計画）の 4 つの項目に分けて考えます．情報を項目ごとに分類・整理することで，だれが見てもわかりやすい診療記録となり，医師・看護師・歯科医師などの多職種との連携に活用されています．歯科衛生士の記録は，患者さんに質の高いケアを提供するために必要なものです．

　-SOAP の記録内容とポイント-

S（Subject・主観的データ）

患者さんや家族などのキーパーソンから提供される主訴や問題，症状を記入します．
口調から患者さんの性格や精神状態などの読み取りにつながるため，なるべく話し言葉で記入します．

O（Object・客観的データ）

診察所見と検査所見（主訴，問題に関連した所見）を記入します．

A（Assessment・アセスメント）

主観的データと客観的データから問題点に関する解釈，分析，判断，評価をします．

P（Plan・計画）

主観的データ，客観的データ，アセスメントの情報をもとに，今後の治療方針や対応（行うこと，行ったこと）を記入します．

＊問題（主訴）は来院ごとに変化する可能性があります．

＊問題を解決することは医療行為そのものです．

＊医療者は疾患以外に患者さんの生活背景まで目を配るようにします．

6章

院内での情報共有

2）歯科診療所勤務の歯科衛生記録例

（1）記録例

59 歳の男性．右下の歯がしみることと左下の義歯の不具合で来院した．

症例の基本データ	初診：2008 年 9 月 患者：59 歳　男性（会社員） 全身疾患：なし 喫煙：30 年間喫煙していたが，2006 年に禁煙した
S	⌐5 4 がしみる ⌐6 7 を 12 年前に抜いて 2 回義歯を作ったが外れて使えない
O	 ・歯肉は薄く，部分的に歯肉退縮 ・歯肉辺縁部にプラークと歯石の沈着 ・⌐7 頰側腫れている
A	初期中等度の慢性歯周炎，右での偏咀嚼
P	・歯肉縁上のプラークコントロールを最優先 ・歯周基本治療後の再評価の結果で，その後の歯周治療の方針を検討 ・⌐6 7 欠損部にインプラントと義歯の説明をしたが，患者の希望で義歯での治療を選択 ・⌐7 は，歯根破折の疑いを説明し治療を開始したが，近心根破折のため抜根．遠心根破折のリスクを説明したうえでブリッジを選択

◉記録時の工夫と留意点

　業務記録には，患者さんの主訴とこれまでの歯科治療の既往歴を記録します．情報を得た後にどのように指導したか，その結果も記録しておきます．再評価やメインテナンスでの問題が残ったときに振り返ることができます．また，患者さんを引き継ぐときにとても重要な資料となります．

（S）さらに質問をしてこれまでの経緯と原因を探る

　本症例では，上顎に比べ下顎の喪失歯が多く，左下は大臼歯部が 2 歯欠損です．
「いつ頃なぜ喪失したのか」質問して原因を推測しておきたいものです．

> ①中学生の頃に ⌐6 7 に抜髄処置をしたようです
> ②⌐6 は 14 年前に抜歯し，その後 8 年ほど欠損のままだったようで右でかみにくい状態が続いたとのこと．⌐6 7 のクラウンも 12 年前に脱離し，カリエスが進行したため抜歯になったようです．

③その後，左下には二度義歯を作ったものの外れやすく，右ばかりでかむようになり，右下の調子が悪くなり来院されました．

　早期に失活歯になったこと，抜歯後の処置が遅かったために偏咀嚼となっていたことなど①〜③の経緯が悪化を招いたと考えられます．
　これらのことを患者さんに説明し，今後何が必要か伝えました．

(O) 口腔内の特徴

　歯肉は薄く，部分的に歯肉退縮もあり，歯肉辺縁部にプラークが残っています．そのため，歯ブラシ圧に注意して，これ以上の歯肉退縮を起こさずにプラークコントロールをしていくことを目標に対応したいと考えました．

- 臼歯部の歯冠の豊隆が大きい→歯間部や最遠心部が磨きにくい
- 咬筋が発達していて頬粘膜が伸びにくい→大臼歯部頬側に歯ブラシが届きにくい口を閉じ気味にして，小さめの歯ブラシを選ぶ，動かしすぎないなど工夫が必要です．

(A) 口腔内から判断したこと

- 残存歯を守るために原因の除去，プラークコントロールを基盤とした歯周炎の治療が必要である
- 唾液量は多いほうだが，粘調性であるためプラークコントロールが十分でないと歯肉縁上歯石は再沈着することが考えられる
- 治療後もメインテナンスが必須である
- 偏咀嚼にならないようにすること

(P) 計画し，行ったことの詳細

　患者さんは何をするべきか理解をされ，プラークコントロールにより1カ月後には歯肉辺縁の炎症は改善が見られたので，このときからスケーリング・ルートプレーニングを開始することにしました．

　まず，見やすくきれいになった実感がわかりやすい下顎前歯部から始め，次に左下小臼歯部のキートゥースの大切さを説明して行いました．

　喫煙歴30年だったこともあり，歯肉縁下歯石は硬く沈着しているので，とり残しのないように注意が必要です．なるべく一歯一回でできるように時間の配分を考えてプランを立てました．

　業務記録には口腔内の情報だけではなく，患者さんの希望，体調，食生活，全身疾患，内服薬の変更，生活背景（子育て，介護）や仕事，趣味，治療中の長期旅行などの記載をしておくとともに，歯科医師に報告します．

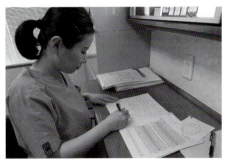

図2　業務記録の作成

このような業務記録を作成することは，慢性疾患の患者さんをサポートしていくために重要です（図2）．

3）病院勤務の歯科衛生記録例

(1) 記録時の具体的な注意

①多職種にわかりやすいようにする

歯科的専門用語や略語はなるべく使用せず，他職種にわかりやすい表現で記述します．

例）
- ・TBI →口腔清掃指導

    ※医科では（放射線の）全身照射という意味となり誤解されやすい．
- ・SC，スケーリング→歯石除去
- ・PTC →歯面清掃またはクリーニング

    ※ただし，歯科スタッフ内での情報共有のために必要な場合は歯科的専門用語や略語の使用は認められる．

②部位はわかりやすく記入する

1番2番などの略称を使用することが多いです．国際歯牙番号は，他職種には知られていないことが多いため使用しません．

③簡潔なレイアウトにする

改行部位や文字の大きさなども工夫し，簡潔なレイアウトを心がけます．

(2) 記録例

78歳の男性．脳梗塞で入院．ADLは全介助．経口摂取は不可で，経鼻経管栄養を行っている．看護師による口腔ケアが実施されていたが，口腔乾燥と汚染が改善されず，歯科衛生士にケアの依頼があった．

#	＃1 口腔内汚染 ＃2 口腔乾燥 ＃3 動揺歯（4⏌）
S	口が乾くのがつらいです． 妻より）口をあけて息しているからすぐに乾いちゃうんです．マスクをしても嫌がってはずしちゃって…
O	口腔衛生状態は不良 口腔乾燥が非常に強く，口蓋・舌・歯列に痂皮が強固に付着 4⏌は動揺II ケア時 SpO_2 は98％ 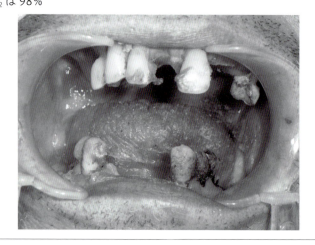

☞ここがPoint!
問題点を整理し，列挙すると見やすくなります．

☞ここがPoint!
ほかにも介入時のバイタルサインや意識レベルなどの身体情報や精神状態，性格，要望など気付いたことを記入するとよいでしょう．

☞ここがPoint!
よく使われる医療用語は理解できるようにしておきましょう．

A	口腔乾燥が非常に強く，衛生状態の悪化につながっているため，口腔内の保湿を徹底することが重要． 歯科衛生士による専門的口腔ケアの介入の必要あり．
P	口腔ケア実施． (保湿剤で軟化後，スポンジブラシにて痂皮を除去．ワンタフトブラシと歯間ブラシを用いて歯面清掃を実施．) 明日，変化を確認して口腔ケア介入の頻度を決める．動揺歯は経過観察． **Nsサイドでの口腔ケアプラン** ①保湿剤（ジェル）を口腔内全体にたっぷり塗布し，数分おいて軟化を待つ． ②歯列は歯ブラシを用いてブラッシング． ③スポンジブラシを用いて粘膜の付着物の除去． ④最後に口腔内全体に保湿剤（ジェル）を薄く塗布． ※口腔ケアとは別に1〜2時間おきに保湿剤（スプレー）を用いて口腔内の保湿を行う． ※⌊4⌋は動揺があるのでケア時注意．

> **ここがPoint!**
> 「〜の必要あり」，「〜により改善傾向」，「〜により悪化の恐れあり」．などの書き方をするとわかりやすいです．

> **ここがPoint!**
> 多職種に向けたケアプランがある場合，ここに記入することもあります．

● SOAP 以外での情報共有

病院で使用している電子カルテシステムの種類はさまざまであり，多職種間で情報を共有するための掲示板とよばれるツールがある場合は積極的に活用することを勧めます（図3）．

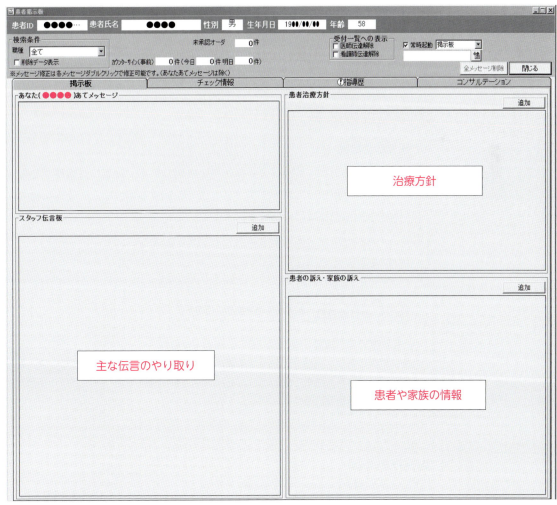

図3　電子カルテシステムの例

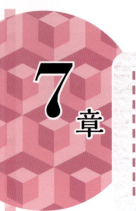

7章 歯科訪問診療のクリニカルポイント

1. 歯科訪問診療の流れ

　歯科訪問診療とは，居宅において療養を行っており通院が困難な患者さんに対して，口腔衛生管理，口腔機能管理，歯科治療，摂食嚥下リハビリテーションなどを提供することです．歯科訪問診療は，患者さん本人や家族だけではなく，病院や施設などのスタッフから依頼されることもあります．必要事項のきき漏らしがないよう，スムースに受付を行えるような準備をしておきましょう．

1）歯科訪問診療の受付

　歯科訪問診療の依頼があった際には，歯科訪問診療申込書を用意しておき，必要事項を記入，または記載してもらいます（図1, 2）．氏名・性別・生年月日・住所・電話番号・要介護度・既往歴・服薬中の薬・感染症の有無・主訴・診療希望日・時間などをあらかじめきいておきます．自動車で訪問する場合は，駐車スペースの有無も確認しておきます．

2）診療前の準備

（1）出発前の準備

　受付時の情報をもとに診療に必要な器材を準備します．過去に受診歴があれば，診療録，エックス線写真も用意しておきます．自動車で訪問する場合は，訪問先までのルートをインターネットや地図で事前に調べておきます．また，患者宅に駐車スペースがない場合は，近隣のコインパーキングの場所も調べておきます．

> **Column　駐車許可制度について**
>
> 　自動車で歯科訪問診療へ行く際に，患者宅に駐車スペースがない・近隣にコインパーキングなどがない場合は，駐車する道路を管轄する警察署に申請することで，駐車禁止の場所に自動車を駐車できる場合があります．使用条件や法定の駐車禁止場所があるので，詳しくは管轄の警察署に相談してみましょう．

（2）身だしなみ

　診療室内と同様に歯科衛生士として，ふさわしい身だしなみで訪問します．
　外履きはナースシューズ同様に清潔感があり，脱ぎ履きしやすく，華美でないものにし

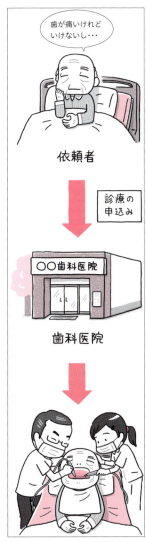

図1 歯科訪問診療の流れ
依頼者は家族本人だけでなく，家族，病院や施設のスタッフ，居宅介護支援事業所などが含まれます．

図2 歯科訪問診療申し込み書の例

ます．かかとは踏まないようにします．

(3) 診療内容とスケジュールの確認

診療所を出発する前に，訪問するスタッフ全員で診療内容とスケジュール（訪問する順番）などを確認します．

3) 訪問時のマナー

(1) 移動・運転中のマナー

移動中や訪問先への出入りの様子は，地域の方や患者さんの近所の住民から見られています．大きな声で話をしたり，患者さんの情報（個人情報，病名など）を不用意に話さないように気をつけます．また，ほかの方の通行の妨げや迷惑になるような歩き方はしないようにします．自動車の運転は法定速度を守り，安全な運転を心がけます．訪問先へは2〜3分前には到着するようにし，約束の時間どおりに訪問するようにします．早すぎる場合は時間調整をし，遅れそうな場合は早めに連絡をします．喫煙は控えます．

> ### 🔲 Column　訪問時間が遅れそうなときの対処
>
> 　交通渋滞や電車の遅延などでやむを得ずスケジュール通りに訪問できないときは，訪問先に早めに連絡を入れることが大切です．少し位なら…と安易に考えず，まず約束の時間に遅れる旨をお詫びしてから，到着まであとどのくらいかかりそうなのかを伝えましょう．訪問先に着いたら，遅刻したことをお詫びします．

✖ これはNG！

診療中に携帯電話を見たり，触れたりしないようにしましょう．

（2）携帯電話（スマートフォン）の取り扱い

・運転中の携帯電話の使用は禁じられています．やむをえず携帯電話を使用しなければならないときは，自動車を安全な場所に停車してから使用します．

・移動中・訪問先では，医療機関・施設ごとのルールに合わせ，携帯電話は電源を切るかマナーモードを基本としますが，診療が長引き，次の予定に遅れる場合などの連絡に使用することもあります．

（3）玄関先でのマナー

・玄関前で上着は脱いでおきます．

・玄関では簡単な挨拶をし，患者さんや家族，担当職員に対しての正式な挨拶はなかへ通されてからします．

・脱いだ靴はきちんと揃え，邪魔にならないような位置に並べるか，所定の下足入れに入れます．スリッパが置いてある場合は，「お借りします」と言ってから履きます．

（4）挨拶

・在宅でのご家族，病院・施設のスタッフはもちろん，訪問先で会う方すべてに挨拶を心がけます．病院，施設では，患者さんの同室の方への挨拶や心配りも忘れずに行います．

・初めて訪問する際は，自分の名刺を用意しておき，挨拶のときに渡すと名前を覚えてもらいやすく，コミュニケーションがとりやすいです．歯科訪問診療では，患者さんや家族だけではなく，病院や施設・他事業所のスタッフとも連携をとることが多々あります．名前・診療所の連絡先を明記した名刺や歯科衛生士のネームプレートなどで職種や所属を伝えることが大切です．

> ### 🔲 Column　一般的な名刺の渡し方（図3）
>
> 　名刺を渡す際のポイントを頭に入れておくとよいでしょう．
> ・汚れや折り目のない名刺を多めに用意しておきます．
> ・相手の正面に立ち，名刺を渡します．テーブル越しにならないように注意しましょう．
> ・名刺を受け取る際には「頂戴します」と言いながら，両手で名刺を受けとります．名刺の文字やロゴに指がかからないようにします．

（5）器材の搬入・搬出時の注意事項

　器材を運ぶ際にドア・壁・家具などにぶつけたり，こすったりしないよう細心の注意を払い，スムースに行うことを心がけます．

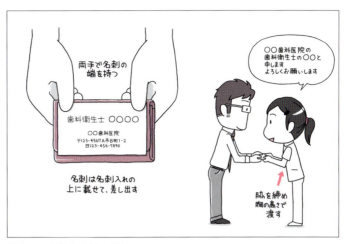

図3 一般的な名刺の渡し方

4）診療中のマナー

(1) 診療録などの管理

　患者さんの情報が記入してある診療録や書類，エックス線写真などを持ち歩く場合，周囲の方はもちろん，患者さん本人の目につく所に不用意に放置しないようにします．

(2) 電源・水道・流し台などを借りる場合

　電源・流し台を借りる，水をもらう際には必ず許可をもらいます．また，診療を行う部屋以外の場所に勝手に立ち入らないようにします．

(3) 器材をセッティングする際の注意事項

・部屋に置いてある物を勝手に移動させてはいけません．器材をセッティングする際に移動しなければならないときは，許可をもらってから行います．また，診療後は元の場所に戻します．
・限られたスペースでも診療しやすいように器材をセッティングします（図4）．
・病院や施設では器材を広げすぎてほかの方の通行の妨げや迷惑にならないようにします．
・患者さんの手の届くところに器材や薬剤を置かないようにします．
・歩行時に機材のコードや延長コードが引っかからないように注意します．
・机や床などを傷つけたり汚したりする可能性がある場合は，直接置かず，紙トレーやシートを敷くなどの配慮をします（図5）．

(4) 診療中の対応

・誘導する際は患者さんのペースに合わせます．
・歯科医師の診療中や歯科衛生士による処置中は患者さんに安心してもらえるよう，声かけをしながら行います．
・話しかけるときは，目線の高さを合わせます．
・複数の患者さんをみる場合は患者さんだけではなく，ほかの方の様子にも目を配ります．
・うがいや義歯を外してもらうなど口を開けてもらう際は，患者さんへの配慮が必要です．
・診療に対する拒否が強い方には，居室や別室で診療する場合もあります．

> **✗ これはNG！**
> ガスバーナーを使う際は，置き場所に注意しましょう．紙や布など，近くに燃えやすいものがないところへ置きます．窓の近くに置く際は，窓を開けているとカーテンに火が燃え移ることがあるので注意しましょう．

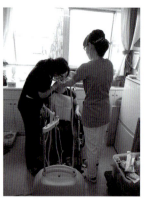
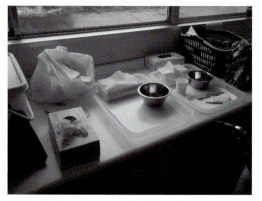

図4 歯科訪問診療の様子
限られたスペースでも効率よく診療ができるようにセッティングを工夫します（写真は医療法人あかぎ オーラルケア前橋デンタルクリニックご提供）.

図5 器材をセッティングする際の配慮
汚れそうな器材を置く場合は，下にトレーやシートなどを敷いておきます（医療法人あかぎオーラルケア前橋デンタルクリニックご提供）.

5）診療後の片付け・報告・会計

（1）診療後の片付け

　危険な薬品・器具など，忘れ物によっては事故につながることもあります．診療後には必ず忘れ物はないか確認をしましょう．ゴミはすべて持ち帰り，診療を行った場所はきれいに清掃します．

　汚物を捨てる際は，汚物流しまたはトイレを借り，捨てた後はきれいに清掃します．

（2）診療後の報告

　歯科訪問診療を必要とする患者さんは，意志の疎通に支障をきたす場合も多くあるため，あらかじめ窓口となる家族や担当者を確認しておき，診療後の報告や相談を行います．

　診療報告書・指導報告書などを作成する際は，略語や専門用語の使用はなるべく控え，わかりやすく読みやすい内容となるように注意します（図6）．

　治療後の報告として記録しておく内容の例を以下に示します．

・治療内容
・療養上の注意点（特に麻酔・抜歯をしたときは注意事項を記載します）
・次回の治療内容（麻酔を使用する，抜歯をする場合は事前に主治医に確認します）
・次回の診療日程，時間

　口頭だけで伝わりにくいことは，書面で渡して連絡漏れのないように気をつけます．ま

> **✕ これはNG！**
> アルジネート印象材や義歯調整の削り屑などの小さなゴミも残らないように確認しましょう．

Column　お茶やお菓子を勧められた場合の対応

　お茶やお菓子を勧められても頂戴しないことが原則ですが，断り切れない場合は，歯科医師の指示を仰ぐなど，臨機応変に対応し，和やかな雰囲気の環境づくりを心がけるようにしましょう．

　お茶やお菓子を断る際の例：「せっかく準備していただいたのに申し訳ございませんが，次の訪問の予定時間がつまっており，お気持ちだけ頂戴いたします．」

治療内容報告書

● ● 太 郎 　様　　　　令和 3 年 8 月 16 日

本日の治療内容	下の入れ歯の調整をしました.
療養上の注意点	食後は入れ歯を外し,ブラシを使って清掃して下さい.
連絡事項	入れ歯があたって痛い場合は,ご連絡下さい.
次回の 診療予定日	令和 3 年 8 月 23 口（水） 15 時　00 分〜

○○歯科医院　　　担当 Dr : ○○

〒123-456　A市B町1−2

℡ : 1 2 3 − 4 5 6 − 7 8 9 0

図6　診療報告書の記入例

た，歯科訪問診療について記載された配布用リーフレットを事前に準備しておくとよいです（図7，8）.

（3）会計

　治療費の支払いについて説明をします．請求書は診療所で診療録を入力後に作成し，領収書も併せて作成しておきます．次回以降に請求書を渡し，会計します．また，診療費が高額になるときは，事前に説明しておくと親切です.

☞ここがPoint!

現金で支払いの場合は，お釣りを多めに準備しておきましょう.

2. 他の医療・介護職との連携時の心構え

　よい人間関係を作るためには，普段から挨拶や声かけを積極的にするようにします．みずから歩み寄り情報を収集する努力をすることが大切です．歯科訪問診療では他の医療・介護職と連携をして，患者さんの口腔健康管理を行うことが多くみられます．スムースな連携を図るためには，お互いの専門性や役割を十分に把握しておきます．また，チームでケアをしているということを理解し，自分本位の行動をとらないように心がけることです.

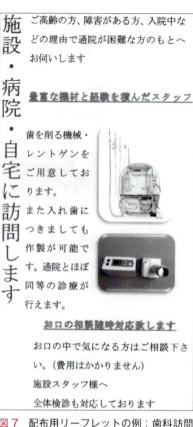

図7 配布用リーフレットの例：歯科訪問診療
（医療法人あかぎ オーラルケア前橋デンタルクリニックご提供）

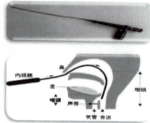

図8 配布用リーフレットの例：嚥下内視鏡検査
（医療法人あかぎ オーラルケア前橋デンタルクリニックご提供）

参考文献

1) 原龍馬：厚生労働省平成27年度在宅医療関連講師人材養成事業．公益財団法人在宅医療助成勇美記念財団，東京，2015．
2) 高橋英登編著，岩部弘昌・山口弘志・遠山佳之著：まずは行ってみよう！一般開業医のための訪問歯科診療入門．医歯薬出版，東京，2013．
3) 前田実男：歯科訪問診療・はじめの一歩から 保険点数2014年改定対応．日本歯科新聞社，東京，2014．
4) 菅原徹：改訂新版 患者さんを迎えてから見送るまで－歯科医院のホスピタリティ－．ヒョーロン・パブリッシャーズ，東京，2010．
5) ANAラーニング監修：図解これで仕事がうまくいく！ビジネスマナーの基本ルール．成美堂出版，東京，2011．
6) 医療タイムス社教育研修事業部編：新版 医療の接遇 基本マニュアル＆演習．医療タイムス社，長野，2015．
7) 全国歯科衛生士教育協議会監修：最新歯科衛生士教本 歯科診療補助論 第2版．医歯薬出版，東京，2017．

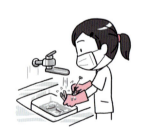

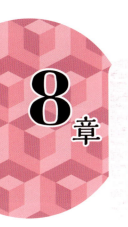

8章 医療保険制度の概要と仕組み

1. 医療保険制度の基礎知識

1）医療保険制度とは

　日本の医療保険制度は，すべての国民がいずれかの公的な医療保険に加入することが義務づけられており，疾病，負傷，死亡，分娩などに対して，生活困難に陥らないようにする「国民皆保険」を特徴としています．公的医療保険における給付の中心は医療給付（医療費の軽減のために行われる給付）であり，一定の自己負担により，誰もが安心して医療を受けられる仕組みになっています．

　医療保険には民間の保険会社が行っているものもありますが，これは公的医療保険には含まれず，加入もあくまで任意となっています．本章では，以降「医療保険」と表記している場合には，すべて日本の医療保険制度上での公的医療保険を指します．

2）医療保険の種類

　医療保険は，「被用者保険」，「国民健康保険」および「後期高齢者医療制度」の三つに大別されます．被用者保険は，会社員や公務員などの勤め人とその扶養家族を対象としています．国民健康保険は，被用者保険や後期高齢者医療制度の加入対象とならない者が対象となります．後期高齢者医療制度では，原則として75歳以上の高齢者が対象となっています．

　これらの医療保険は，被保険者（保険料を支払うことにより給付を受ける者）の職場の違いなどによって，さらにいくつかの種類に分類されます（表1）．

（1）被用者保険（職域保険）

　被用者保険は，一般の被用者を対象とした健康保険と，特定の職域の被用者を対象とした船員保険や各種共済組合保険などがあります．

　健康保険は，健康保険法に基づく制度として，全国健康保険協会管掌健康保険（協会けんぽ）と組合管掌健康保険（組合健保）とに分けられます．全国健康保険協会管掌健康保険は主に中小企業の勤め人とその扶養家族をカバーし，全国健康保険協会が保険者となっています．一方，組合管掌健康保険は主に大企業の勤め人とその扶養家族をカバーし，各健康保険組合が保険者となっています．

　船員保険は，船員保険法に基づく制度として，船員として雇用される人とその扶養家族を対象とした医療保険です．保険者は全国健康保険協会です．

　各種共済組合（国家公務員共済組合，地方公務員等共済組合，私立学校教職員共済組合）

表1 医療保険の種類

制度の種類			被保険者	保険者
被用者保険	健康保険	協会けんぽ	一般被用者	全国健康保険協会
		健保組合		各健康保険組合
	船員保険		船員	全国健康保険協会
	各種共済	国家公務員共済組合	国家公務員	各省庁等共済組合
		地方公務員等共済組合	地方公務員	各地方公務員共済組合
		私立学校教職員共済	私立学校教職員	私立学校振興・共済事業団
国民健康保険			農業者・自営業者等	各都道府県 各市町村
				各国民健康保険組合
			被用者保険の退職者	各市町村
後期高齢者医療制度			75歳以上の者および65〜74歳で一定の障害の状態にあり広域連合の認定を受けた者	後期高齢者医療広域連合

（令和6年版厚生労働白書[1]を一部改変）

は，国家公務員共済組合法，地方公務員等共済組合法，私立学校教職員共済組合法に基づく制度として，公務員や私立学校の教職員とその扶養家族を対象とした医療保険です．保険者は，それぞれ各省庁等共済組合，各地方公務員共済組合，私立学校振興・共済事業団になります．

（2）国民健康保険（地域保険）

国民健康保険は，国民健康保険法に基づく制度として，農業者，自営業者，被用者保険の未加入者，医師・歯科医師などが対象となります．また，退職者などで後期高齢者医療制度の被保険者でない者も国民健康保険の対象となります．保険者は各都道府県や各市町村になりますが，医師や歯科医師など同業種で国民健康保険組合を設立している場合もあります．

（3）後期高齢者医療制度

後期高齢者医療制度の運営主体は，都道府県単位ですべての市町村が加入する「後期高齢者医療広域連合（以下，「広域連合」）になります．対象は，75歳以上の者と65〜74歳で一定の障害の状態にあり広域連合の認定を受けた者としており，高齢者の医療の確保に関する法律に基づいて提供されています．

3）医療費の患者負担割合

医療費の患者負担割合は，原則的には，治療などに要した医療費の3割となっています．ただし，義務教育就学前の子どもでは2割となっており，70歳以上75歳未満の者は所得に応じて2割または3割に，75歳以上の者は原則として1割ですが，所得に応じて2割または3割となっています（図1）．

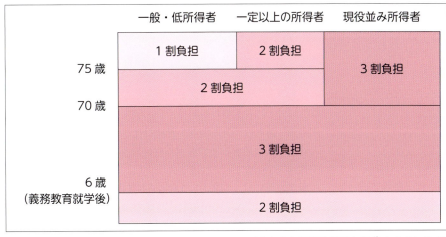

(令和6年版厚生労働白書[1]を参考に作成)

図1 医療費の患者負担割合
・75歳以上の者は1割（一定以上所得者は2割，現役並み所得者は3割）
・70歳から74歳までの者は2割（現役並み所得者は3割）
・6歳（義務教育就学後）から70歳未満の者は3割
・6歳（義務教育就学前）未満の者は2割

> **Column　高額療養費制度と高額医療・高額介護合算療養費制度**
>
> 　医療費が著しく高額になった場合，被保険者や被扶養者の支払う一部負担金も高額にならないよう，医療費の自己負担に一定の歯止めを設ける「高額療養費制度」という仕組みがあります．保険医療機関での自己負担額が月単位で一定額を超えた場合にその超えた金額を支給する制度で，負担の上限額は年齢や所得によって異なります．
> 　また，同一世帯の同一医療保険加入者について，1年間にかかった医療保険と介護保険の自己負担額を合計し，基準額を超えた場合に，その超えた金額を支給することで負担の軽減を図る「高額医療・高額介護合算療養費制度」という仕組みもあります．

4）保険医と保険医療機関

　病気やけがなどにより医療保険での診療を受ける場合には，「保険医療機関」を受診する必要があります．保険医療機関は，病院や診療所の開設者の申請により，厚生労働大臣が指定します．また，保険医療機関において医療保険での診療に従事する医師や歯科医師は，厚生労働大臣の登録を受けた「保険医」でなければなりません．

　医療保険が適用される診療の範囲は，健康保険法をはじめとした各関係法令や厚生労働省が示す告示や通知などにおいて厳密に決められています．医療保険での診療を行う際に，医療保険で認められていない方法や材料を用いた診療との併用（いわゆる「混合診療」）は原則として禁止されており，もし，併用して行った場合には治療費は全額自己負担になります．しかし，国が定めた「保険外併用療養費」の対象となる診療に関しては，併用して行われた医療保険での診療の部分は保険給付されます．

> ### 🔲 *Column* 保険外併用療養費制度
>
> 　一連の診療において,保険診療と保険外診療との併用は原則として禁止されています.しかし,患者が追加費用を負担することにより,保険外の新しい高度医療技術や追加的な医療サービスを受けられるよう,保険外併用療養費制度として「評価療養」,「患者申出療養」および「選定療養」が制度化されています.
>
> 　評価療養と患者申出療養は,保険導入のための評価を行うものであり,選定療養は,保険導入を前提としていません.
>
> 　選定療養には,「前歯部の金属歯冠修復に使用する金合金または白金加金」,「金属床による総義歯」,「う蝕の継続的な指導管理」などがあります.

5) 歯科診療報酬点数表

　保険医療機関において保険医が医療保険加入者に対して保険診療を行ったときには,実施した診療内容などに基づいて「歯科診療報酬点数表」に定められたとおりに算定し,患者に診療報酬を請求します.

　歯科診療報酬点数表は,初・再診料などで構成される「基本診療料」と,医学管理や処置などから構成される「特掲診療料」とに大別されます（**表2**）.各項目において,診療行為などの一つひとつに点数を定めており,1点の単価を10円としています.

　診療報酬の改定はおおむね2年に1回行われ,医療を取り巻く状況や物価・賃金の動向などを踏まえて,厚生労働省に設置された中央社会保険医療協議会（中医協）での議論を経て,厚生労働大臣が定めることになっています.

6) 診療報酬の請求と支払いの流れ

　医療保険加入者の診療を行った保険医療機関は,1カ月間の診療をまとめた診療報酬請求書と診療報酬明細書（レセプト）を作成し,診療報酬の請求を行います.診療報酬明細

表2　歯科診療報酬点数表の構成

第1章　基本診療料		
第1部　初・再診料		
第2部　入院料等		
第2章　特掲診療料		
第1部　医学管理等	第8部　処置	
第2部　在宅医療	第9部　手術	
第3部　検査	第10部　麻酔	
第4部　画像診断	第11部　放射線治療	
第5部　投薬	第12部　歯冠修復及び欠損補綴	
第6部　注射	第13部　歯科矯正	
第7部　リハビリテーション	第14部　病理診断	

（令和6年歯科診療報酬点数表より作成）

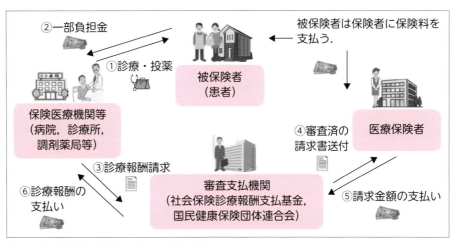

図2 診療報酬費の請求・支払いなどの手順

(令和6年版厚生労働白書[1]を一部改変)

書には，患者氏名・性別・生年月日，医療保険加入情報，傷病名部位，診療行為別の頻度と点数などを書き込むことになっており，被保険者ごとに作成します（診療報酬明細書の様式は巻末の付録を参照）．

診療報酬の請求と支払いの概要は以下のとおりになっています（図2）．

①患者（被保険者）が病気やけがをした場合，病院や診療所などの保険医療機関で診療を受ける．
②被保険者は診療を受けたら，保険医療機関に対して一部負担金を支払う．
③保険医療機関は，患者ごとに1カ月分の診療報酬（医療費から一部負担金を除いた額）を審査支払機関に請求する．なお，審査支払機関には，国民健康保険や後期高齢者医療などを扱う「国民健康保険団体連合会」と，被用者保険などを扱う「社会保険診療報酬支払基金」とがある．
④審査支払機関は，保険医療機関からの請求を審査したうえで，医療保険者に請求する．
⑤医療保険者は，審査支払機関に請求金額を支払う．
⑥審査支払機関は，保険医療機関に診療報酬を支払う．

なお，審査支払機関では，診療報酬明細書の内容について，明らかに請求できない場合や記載不備などがある場合には，診療報酬請求の増減や保険医療機関への診療報酬明細書の差し戻し（返戻）などが行われることがあります．

2. 診療録の基礎知識

1）診療録の取り扱い

診療録（カルテ）は，診療内容の記録であるとともに，診療報酬請求の根拠でもあります．診療事実に基づいて，必要事項を適切に記載しておくことが必要とされています．

歯科医師は，診療をしたときは，遅滞なく診療に関する事項を診療録に記載しなければ

> **ここがPoint!**
> 医療保険者とはP.84の表1に示した協会や組合のことです．

ならないことが歯科医師法に規定されています．この記載事項は，①診療を受けた者の住所，氏名，性別および年齢，②病名および主要症状，③治療方法（処方および処置），④診療の年月日となっています．

また，医療保険での診療を行った際には，保険医療機関及び保険医療養担当規則（以下，療養担当規則）において規定する様式第一号またはこれに準ずる様式の診療録に，必要な事項を記載しなければなりません（診療録の様式は巻末の付録を参照）．

診療録は重要な書類として，その整備や保存についても歯科医師法や療養担当規則において次のように定められています．

・診療録は，診療完結の日から5年間保存しなければならない．
・保険診療に関し必要な事項を記載し，他の診療録と区別して整備しなければならない．
・保険診療に関する帳簿・書類その他の記録は，その完結の日から3年間保存しなければならない．

2）診療録に使用できる用語の略称

先述のとおり，保険医療機関は，医療保険加入者の診療を行った場合，診療録にその診療内容を記録するとともに，1カ月間の診療をまとめて診療報酬明細書に記入し，診療報酬を請求します．診療録や診療報酬明細書に記録される名称の略称は統一されています．これらの用語は，歯科医師と情報伝達を行う際に用いられることがあり，歯科衛生士も知っておく必要があります．

表3には，歯科衛生士が知っておきたい診療録に使用できる傷病名とその略称の一部を示しています（もう少し詳しい診療録に使用できる略称の一覧は巻末の付録を参照）．歯科衛生士の業務記録に関しては本書6章を参照してください．

🔷 Column　秘密を守る義務

　診療録には患者さんの多くの情報が含まれており，日常臨床において歯科衛生士はこうした内容に触れる機会が多々あります．歯科衛生士には，正当な理由なく，業務上知り得た患者の秘密を漏らしてはならないことが歯科衛生士法で規定されています（第13条の6）．「正当な理由」とは，患者本人の承諾があった場合や法令上の届出義務による届け出先への告知などのことをいいます．この守秘義務は歯科衛生士として働かなくなった後も守らなければなりません．

　守秘義務違反をすると50万円以下の罰金に処されます（同法第19条第1項）．なお，この罰則は被害者本人の告訴がなければ公訴を提起できない「親告罪」とされています（同法第19条第2項）．

表3　診療録に使用できる略称（傷病名）の一例

項　目	略　称	項　目	略　称
単純性歯肉炎	単 G	口腔褥瘡性潰瘍	Dul
複雑性歯肉炎	複 G	口内炎	Stom
慢性歯周炎（軽度）	P_1	象牙質知覚過敏症	Hys
慢性歯周炎（中等度）	P_2	歯肉膿瘍	GA
慢性歯周炎（重度）	P_3	歯槽膿瘍	AA
智歯周囲炎	Perico	歯根嚢胞	WZ
急性歯周炎・慢性辺縁性歯周炎の急性発作	P 急発	歯ぎしり	Brx
急性単純性歯髄炎	単 Pul	乳歯晩期残存	RDT
急性化膿性歯髄炎	急化 Pul	歯の脱臼	Lux
急性単純性根尖性歯周炎	急単 Per	埋伏歯	RT
急性化膿性根尖性歯周炎	急化 Per	半埋伏歯	HRT
慢性化膿性根尖性歯周炎	慢化 Per	水平智歯	HET
エナメル質初期う蝕	Ce	水平埋伏智歯	HIT
2 次う蝕によるう蝕症第 1 度	C_1''	歯（の破）折	FrT
2 次う蝕によるう蝕症第 2 度	C_2''	欠損歯（欠如歯）	MT
2 次う蝕によるう蝕症第 3 度	C_3''	歯質くさび状欠損	WSD
残　根	C_4	破損（破折）	ハセツ
		脱　離	ダツリ
		不適合	フテキ

（令和 6 年歯科の診療録及び診療報酬明細書に使用できる略称より作成）

3. レセプトコンピュータによる請求

1) レセプトコンピュータの基礎知識

（1）レセプトコンピュータとは

　レセプトコンピュータ（以下，レセコン）は，手作業で行っていた「診療録（カルテ）作成」「診療報酬明細書（レセプト）作成」「診療報酬明細書の総括」「患者提供文書の作成」「治療費計算，領収証・明細書の作成」などの各種院内業務を，パソコンを利用して効率良く行うことを目的に開発されたソフトウエアで，1980 年代から普及がはじまりました．

　診療報酬明細書の作成・提出作業や治療費の計算には手間と時間が必要なうえ，ミスも許されないことから，歯科医療機関における大きな業務負担となっていましたが，レセコンの導入により大幅な時間軽減につながることから，現在では 90％以上の歯科医療機関で導入されています．

（2）歯科医療機関の総合情報ツール

　初期のレセコンは診療録入力と診療報酬明細書作成が主な利用目的でしたが，現在では「予約や会計などの患者情報管理」「患者さんへの説明資料提供」「各種デジタル機器との

ここが Point!

近年はパソコンだけではなく，タブレット端末でも利用できる製品が登場しています．

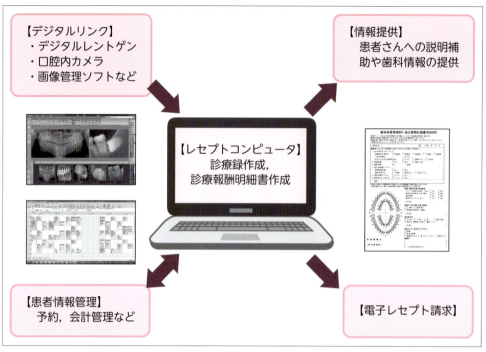

図3 診療録，診療報酬明細書作成に活用されるレセプトコンピュータ

データリンク」「電子レセプト請求への対応」など，歯科医療機関の総合情報ツールとして活用されています（図3）．

2）診療録入力，診療報酬明細書の作成・提出

(1) 診療録入力

①患者情報の入力画面（1号画面，図4）

受付で患者さんから被保険者証をお預かりした時点で入力する，患者さんの基本情報や保険者情報の画面です．

氏名・年齢・性別・保険種別・保険者情報・公費情報などのほかに，患者さんの主訴や既往歴などの情報も入力します．

②診療や検査など内容の入力画面（2号画面，図5）

診療内容や検査記録などを入力する画面です．

エックス線写真や口腔内写真，歯周検査表を診療録に挿入することもできます．

近年ではPOS（Problem Oriented System：問題志向型システム）のように「患者さんの主訴の部分だけに焦点を当てるのではなく，生活習慣や歯科以外の疾患なども問題点として捉え，その問題に沿った治療やケアの計画を立案していく」ことが推奨されおり，対応する製品も増えてきています．

③入力サポート機能

レセコンは，保険治療の流れに沿って効率的に診療録入力を行うための「各種サポート機能」や，入力ミス・請求漏れを防ぐ「チェック機能」などの便利な機能を有しています（製品によって機能に違いがあります　図6，7）．

入力サポート機能によって，早く・正確な診療録作成を行うことができます．

(2) 電子レセプト請求

審査支払機関へ診療報酬明細書を提出するためには，オンラインまたはCDなどの電子

> **ここがPoint!**
> 受付では，被保険者証のほかに公費負担医療証や高齢受給者証などを提出する患者さんもいるので，正しく入力しましょう．

> **これはNG!**
> 診療録には5年間の保存義務があるので，治療終了と同時に廃棄することはできません．

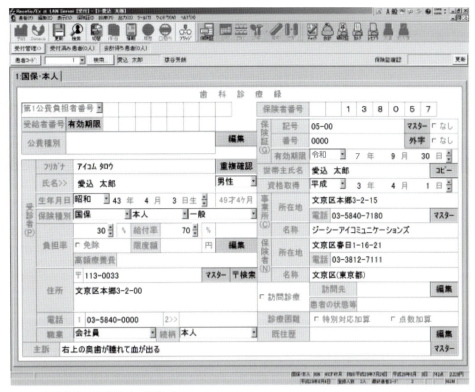

図4　患者情報入力画面（1号画面）

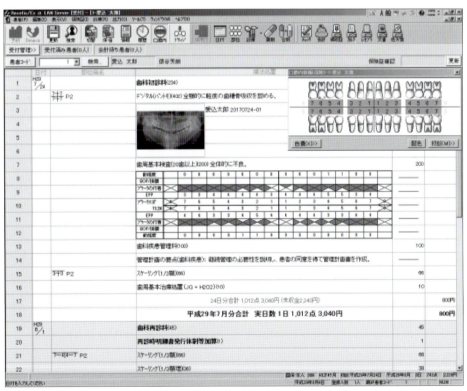

図5　診療内容入力画面（2号画面）

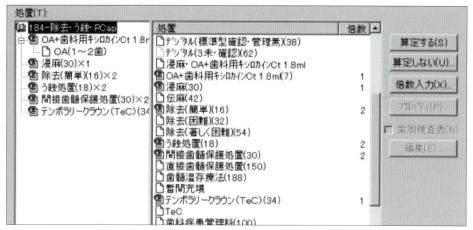

図6 保険治療の流れに沿った項目を自動選択する入力サポート

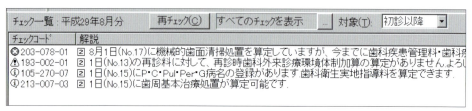

図7 入力ミスや請求漏れを表示するチェック機能

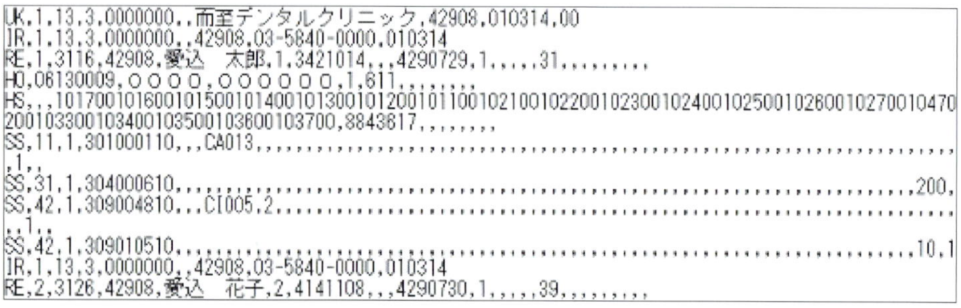

図8 電算処理マスターコードで書かれた診療報酬明細書

媒体を用いて行う（＝電子レセプト請求）ことが原則義務付けられています（一部の歯科医療機関のみ，紙での提出が認められています）．電子レセプト請求を行うためには，厚生労働省が定めた「レセプト電算処理マスターコード」を利用した電子データを作成する必要があることから，現在ではレセコンの利用が不可欠となっています（図8）．

参考文献
1) 厚生労働省：令和6年版厚生労働白書,
   http://www.mhlw.go.jp/toukei_hakusho/hakusho/（2024.11.11 アクセス）

付録 ①
処方せんの書式例

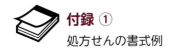

処 方 せ ん

(この処方せんは、どの保険薬局でも有効です。)

公費負担者番号					保険者番号	●	●	●	●	●	●
公費負担医療の受給者番号					被保険者証・被保険者手帳の記号・番号	●●-●● ・●●●●					

患者	氏 名	●● 太郎 殿	保険医療機関の所在地及び名称	東京都文京区 ●●● 1-●-10
	生年月日	明・大・昭・平 30年1月9日 男・女	電話番号	03-53●●-76●●
			保険医氏名	(Ⅰ)●● ●● ㊞
	区分	被保険者 / 被扶養者	都道府県番号 1 3 点数表番号 ● 医療機関コード ●●●●●●●	

交付年月日	令和●●年 1月 9日	処方せんの使用期間	令和 年 月 日	特に記載のある場合を除き、交付の日を含めて4日以内に保険薬局に提出すること。

処方	セフカペンピボキシル塩酸塩水和物錠100mg 3T ロキソプロフェンナトリウム水和物錠60mg 60mg 3T 分3毎食後 与3日分 ――――――――――――――以下余白――――――――――――――

備考	
	後発医薬品（ジェネリック医薬品）への変更が全て不可の場合、以下に署名又は記名・押印 保険医署名

調剤済年月日	令和 年 月 日	公費負担者番号	
保険薬局の所在地及び名称 保険薬剤師氏名	㊞	公費負担医療の受給者番号	

備考 1．「処方」欄には、薬名、分量、用法及び用量を記載すること。その際、処方薬の一部について後発医薬品への変更に差し支えがあると判断した場合には、当該薬剤の銘柄名の近傍にその旨記載することとし、「保険医署名」欄には何も記載しないこと。
2．この用紙は、日本工業規格 A列5番とすること。
3．療養の給付及び公費負担医療に関する費用の請求に関する省令（昭和51年厚生省令第36号）第1条の公費負担医療については、「保険医療機関」とあるのは「公費負担医療の担当医療機関」と、「保険医氏名」とあるのは「公費負担医療の担当医氏名」と読み替えるものとすること。

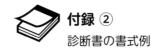

付録 ②
診断書の書式例

診断書

患者ID：●●●●●●

●●　太郎　様　　　　昭和●●年●月●日生

部位・病名： $\dfrac{7-4 \mid 4-7}{3 \mid 3}$

軽度歯周病

診断内容：

上顎左右側臼歯部，下顎前歯部舌側に歯肉縁上歯石の付着が認められ，ところどころに歯肉縁下歯石も確認できます．
歯周ポケットは $\underline{|6}$ が 4mm で最も深く，BOP（＋）（検査時の歯肉の出血）は数カ所で認められ，軽度の歯周病と診断します．

上記のとおり診断いたします．

発行　令和●●年 12 月 28 日

医療機関名　：●●歯科医院
医療機関住所：東京都●●●●●●－●●－●
医療機関電話：03－●●●●－●●●●
担　当　医　：(●)●●　●●

付録 ③
歯科技工指示書の書式例

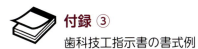

付録 ④
産業廃棄物管理票の書式例

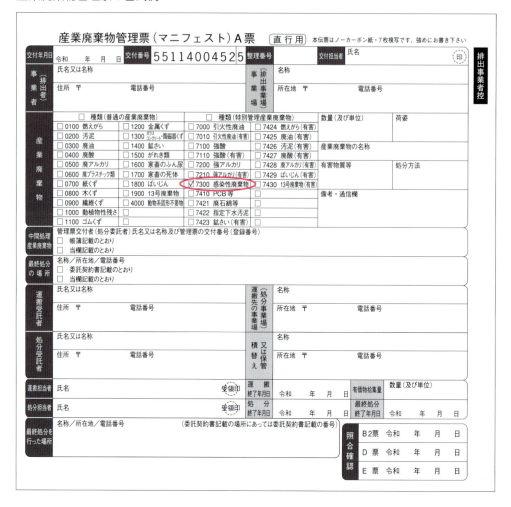

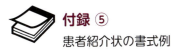
付録 ⑤
患者紹介状の書式例

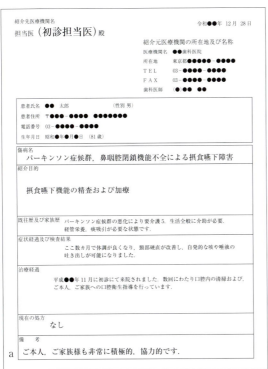

a. 他院への紹介用

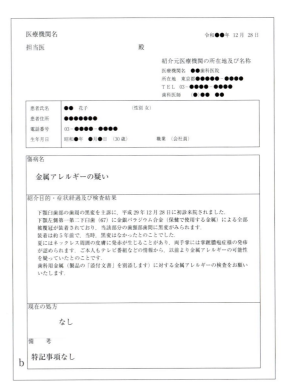

b. 他科への対診書として使用する書式例

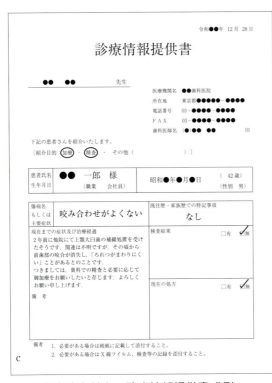

c. 大学病院歯科宛の診療情報提供書式例

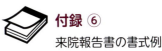
付録 ⑥
来院報告書の書式例

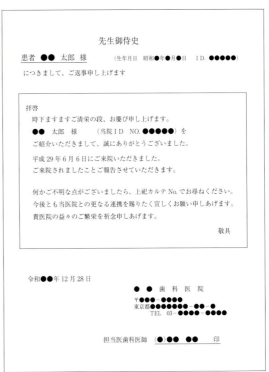

付録 ⑦
歯科診療録の書式例

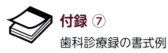

付録 ⑧
領収証の書式例

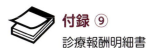

付録 ⑨
診療報酬明細書

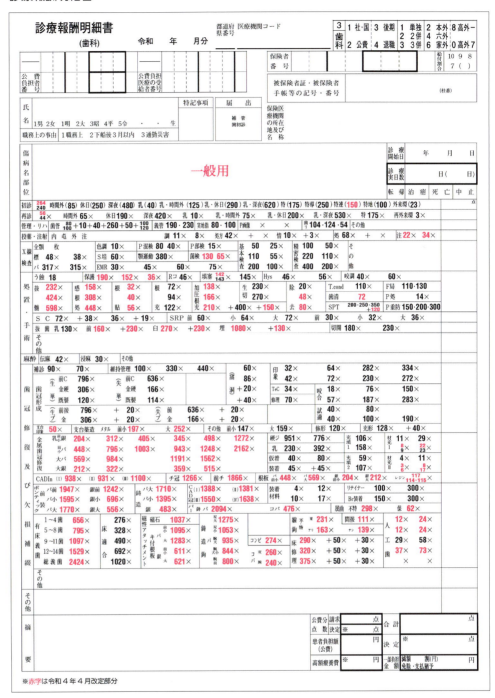

付録 ⑩

歯科の診療録及び報酬明細書に使用できる略称について（厚生労働省保険局歯科医療管理者）

歯科の診療録（カルテ）及び診療報酬明細書（レセプト）に使用できる略称について，よく使われる略称をピックアップして下記にまとめました（令和4年歯科の診療録及び診療報酬明細書に使用できる略称より作成）．

項目	略称
傷病名について	
単純性歯肉炎	単 G
慢性歯周炎（軽度）	P_1
慢性歯周炎（中等度）	P_2
慢性歯周炎（重度）	P_3
智歯周囲炎	Perico
急性歯周炎・慢性辺縁性歯周炎の急性発作	P 急発
急性単純性歯髄炎	単 Pul
急性化膿性歯髄炎	急化 Pul
慢性潰瘍性歯髄炎	潰 Pul
慢性増殖性歯髄炎	増 Pul
慢性壊疽性歯髄炎	壊 Pul
急性単純性根尖性歯周炎	急単 Per
急性化膿性根尖性歯周炎	急化 Per
慢性化膿性根尖性歯周炎	慢化 Per
残 根	C_4
口内炎	Stom
象牙質知覚過敏症	Hys
歯肉腫瘍	GA
埋伏歯	RT
半埋伏歯	HRT
歯質くさび状欠損	WSD
基本診療料について	
歯科初診料	初 診
乳幼児加算	乳
歯科再診料	再 診
医学管理等について	
歯科疾患管理料	歯 管
文書提供加算	文
歯科衛生実地指導料1	実施指1
歯科治療時医療管理料	医管
薬剤情報提供料	薬 情
診療情報提供料（Ⅰ）	情Ⅰ
検査について	
電気的根管長測定検査	EMR
歯周基本検査	P 基検
歯周精密検査	P 精検
ポケット測定検査	EPP
歯髄電気検査	EPT
画像診断について	
歯科用X線フィルム（標準型）	X-ray (D)
全顎※枚法	X-ray (全※)

項目	略称
リハビリテーションについて	
歯科口腔リハビリテーション料1（1 有床義歯の場合）	歯リハ1（1）
処置について	
う蝕処置	う 蝕
歯髄保護処置	PCap
知覚過敏処置	Hys 処
う蝕薬物塗布処置	サホ塗布
麻酔抜髄	麻 抜
感染根管処置	感根処
根管貼薬処置	根貼又は RCT
根管充填	根充又は RCF
加圧根管充填処置	CRF
スケーリング	SC
スケーリング・ルートプレーニング	SRP
歯周病安定期治療	SPT
歯周病重症化予防治療	P 重防
暫間固定	TFix
機械的歯面清掃処置	歯 清
フッ化物歯面塗布処置	F 局
手術について	
抜歯手術	抜歯又は T.EXT
歯肉剥離掻爬手術	FOp
歯冠修復及び欠損補綴について	
う蝕即時充填形成	充 形
印象採得	imp
咬合採得	BT
光重合型複合レジン	光 CR 充
金属歯冠修復	MC
全部金属冠	FMC
ブリッジ	Br
総義歯	FD
局部義歯	PD
有床義歯修理	床修理
有床義歯内面適合法（硬質材料を用いる場合）	床裏装（硬）又は床適合（硬）

付録 ⑪ 新型コロナウイルス感染症（COVID-19）流行における歯科医院での対応
(2020年12月13日現在)

（※現在では5類感染症への移行に伴い，標準予防策（スタンダードプリコーション）の原則に基づき，各医療機関で診療が行われています）

1）歯科診療での優先度の決定について

　歯科診療は，飛沫感染のリスクを伴う処置が多く，また診療中は，患者さんがマスクを外すことが避けられないという特殊性を踏まえた感染管理が必要となります．診療中止が患者さんにもたらす影響が大きい場合には，感染症流行下であっても歯科サービスの提供を優先しなければなりません．そのためには，患者さんとデンタルスタッフの潜在的な感染リスクを最小限に抑え，歯科治療の提供に関する優先度について重要度を踏まえ患者さんごとに考慮する必要があります．そこで，歯科診療における優先度の決定，および同伴者も含めたすべての来院者への対応，院内での感染対策について，米国疾病予防センターの歯科診療ガイダンス[1]，日本歯科医師会の新型コロナウイルス感染症外来診療ガイド[2]に基づき解説します．

(1) 患者さんの来院前に必ず行うこと

①初診や急患など予約外の患者さんの場合には，新型コロナウイルス感染症に一致する症状がないか，事前に電話によるスクリーニングを行います．もし患者さんが新型コロナウイルス感染症に関連した症状を訴える場合は，緊急性のない歯科治療は避け，患者さんの隔離期間が終わるまでは歯科医師の判断のもと，できる限り歯科治療は延期します．

②歯科治療の必要性について，電話で患者さんから情報収集を行い，診療室で治療する必要があるかどうかの判断（トリアージ）を担当歯科医師が行います．体調不良の場合には，来院はせず自宅にとどまるように患者さんに伝えます．歯科診療所で治療を行うことが困難な場合には，代替手段として，電話やビデオ通話等を活用して，必要な指導・助言等を行うことも検討します．

③患者さんの来院に際して同伴者が必要な場合は，最小限の人数に限定してもらうようにあらかじめ予約時に伝えておきます．来院時にマスク着用が必須である旨も伝えます．

④患者さんと同伴者には，発熱および新型コロナウイルス感染症に類似した症状がないかどうか，電話でスクリーニングを行います．新型コロナウイルス感染症に関する質問項目を一覧表にして受付に準備しておくと良いでしょう．

⑤患者さんが発熱や上気道症状を有しているということだけを理由に，患者さんの診療を拒否することは，応招義務を定めた医師法（昭和23年法律第201号）第19条第1項及び歯科医師法（昭和23年法律第202号）第19条第1項における診療を拒否する「正当な事由」に該当しないため，診療が困難である場合は，少なくとも帰国者・接触者外来や新型コロナウイルス感染症患者を診療可能な医療機関への受診を適切に勧奨することとなっています．

(2) 診療所に入るすべての人（同伴者も含む）に向けて必ず行うこと

1-診療所内では全員（患者，同伴者，スタッフ）がマスク着用と手指衛生，咳エチケットを確実に実施するよう徹底します．

①ポスターや目印になるサインなどの視覚的な注意書きを，入口や待合室，エレベーター，スタッフの休憩室のような重要で目に付きやすい場所に掲示し，マスク着用，手指衛生や咳エチケットの具体的な方法について適切な言語で伝え，徹底します（必要に応じて

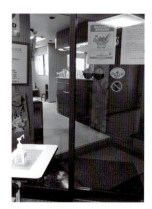 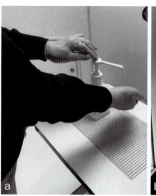 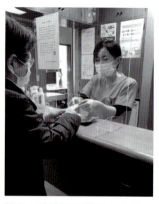

図1　診療所内でのマスク着用，手指衛生や咳エチケットについて掲示しておく

図2　擦り込み式アルコール消毒薬を設置しておく．アルコール配合濃度70%以上95%以下が推奨される（a：ポンプ式，b：非接触センサー式）

図3　受付には透明アクリルボードの設置，マスクの着用

外国語でも掲示しましょう）．イラスト付きの案内表示などを掲出すると便利です（図1）．

②感染対策として，入口，待合室，受付に擦り込み式アルコール消毒薬（アルコール配合濃度70%以上95%以下が推奨される）（図2），ティッシュ，ペダル式などの非接触タイプのゴミ箱を配置します．

③受付でトリアージ（優先度の決定）を行うスタッフと感染の可能性のある患者さんとの接触を防ぐため，透明アクリルボードなどの物的なバリアを設置します（図3）．

④玩具，雑誌，そのほか患者さんが頻繁に触れる可能性があり，日常的に清掃・消毒できない物は撤去します（図4）．

⑤来院するすべての人がマスクを着用しているか確認し，もし着用していないようなら，サージカルマスクを患者さんに渡し，着用を促します．

⑥歯科診療所に入るすべての人に対し，新型コロナウイルス感染症に一致する症状や発熱，もしくは新型コロナウイルス感染者との接触の有無についてスクリーニングします．質問票をあらかじめ作成して，記入してもらうようにします（図5）．

・新型コロナウイルス感染症に一致する症状がないことを記録します．

・検温を実施し記録します（図6）．

・新型コロナウイルス感染者との接触があり，自己隔離を勧告されていないかどうかを確認します．

・緊急性が高く，入院を考える肺炎患者（中等症以上）のバイタルサインを示します．

①体温38.0℃以上，②呼吸数20回/分以上，③心拍数100回/分以上，④血中酸素濃度94%未満

上記の場合には，帰国者・接触者外来や新型コロナウイルス感染症患者を診療可能な医療機関への受診を適切に勧奨します．

2-会話時，くしゃみや咳による気道分泌物の拡散を防ぐため，鼻と口を覆うようにマスクを装着します．

無症候性および発症前の感染の可能性も考慮して，新型コロナウイルス感染症の兆候や症状がない場合でも，患者，同伴者，スタッフを含めた医療施設の全員に正しくマスクを装着するよう徹底します．

3-患者と同伴者は，歯科医院に滞在中，可能な限り各自で準備したマスクを着用します．

①患者さんへは，診療中以外はマスクを必ず装着するように伝えます．

②マスクの着用の徹底は重要ですが，例外として，2歳未満の幼児，呼吸障害がある者，

＊新型コロナウイルス感染症を疑う症状：発熱，咳，呼吸困難，全身倦怠感，咽頭痛，鼻汁・鼻閉，味覚・嗅覚障害，眼の痛みや結膜の充血，頭痛，関節・筋肉痛，下痢，嘔気・嘔吐など
（「医療機関における新型コロナウイルス感染症への対応ガイド第4版」一般社団法人日本環境感染学会より）

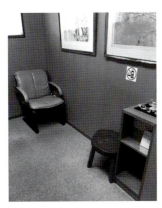

図4 待合室には雑誌やリーフレットなど手に触れるものを置かない

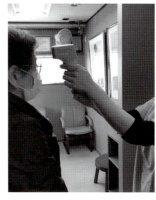

図6 患者さん，同伴者にも検温を行う

図5 質問票

意識不明者，身体障害者や介助なしでマスクを外せない場合などは配慮が必要です．

(3) デンタルスタッフにおけるマスク着用の際の留意点

デンタルスタッフは，休憩や同僚と顔を合わせる可能性があるその他スペースも含めて，診療所にいる間は常時サージカルマスクを装着します．

① サージカルマスクは，「感染源の管理」と「他者の飛沫から身を守るため」の両方の観点から見ても有効であるため，歯科医療従事者は，サージカルマスクの着用が推奨されています．

② 布製マスクは，PPE（個人防護具）ではないので，より徹底した感染限管理が必要な場合は防護マスクやサージカルマスクの代用とはなりません．

③ 呼気弁のある防護マスクは，フィルタリングされていない呼気を逃すため，今のところ感染源管理には推奨されていません．

④ PPE を必要としない事務職などスタッフも，診療室にいる間は，感染予防対策のためにマスクを装着する必要があります．

⑤ デンタルスタッフは，業務が終了して診療室を離れる際には，防護マスク，サージカルマスクを外しますが，マスクの着用は常時必要となります．

⑥ 患者，同伴者およびデンタルスタッフには，マスク着脱前後に手指消毒をするように指導します．

⑦ エアロゾルを発生する可能性のある処置を行う際には，N95 マスク（または DS2 など，それに準ずるマスク），眼の防護具（ゴーグルまたはフェイスシールド），ガウン・グローブを装着します．

(4) 身体的距離の確保の推奨

歯科医療の提供には，デンタルスタッフと患者さんに密接な物理的接触が生じます．ただし，新型コロナウイルスの伝播を防ぐには，可能ならば身体的距離の確保（約 2m 以上）

が重要な対策となります．以下に患者さんとの身体的距離の確保の実施例を示します．

①同伴者は，患者さんの身体的もしくは感情面の健康を維持するうえで不可欠な者（介護者，保護者等）に限定します．

②患者さんと同伴者のやりとりには，できる限り携帯電話やタブレットのビデオ通話等の代替方法などを用いるようにします．

③待合室の人数を最小限にするための予約調整を行います．

・車の中や歯科診療所の外などで待つ患者さんには，歯科治療の順番が回ってきたら携帯電話などで知らせるなどの工夫をします

・歯科治療の予約の重複を最小限に抑えるようにします．

④待合室の椅子と椅子の間隔は，少なくとも 2m 取るようにします（図7）．

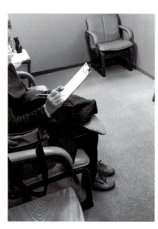

図7　患者さん，同伴者にも問診票を記入してもらう
密にならないように予約時間をコントロールし，待合室の椅子の間隔をなるべく空け，ソーシャルディスタンスを保ってもらう

参考文献

1) Centers of Disease Control and Prevention: Guidance for Dental Settings, Interim Infection Prevention and Control Guidance for Dental Settings During the Coronavirus Disease 2019 (COVID-19) Pandemic（2020/12/4 更新版），https://www.cdc.gov/coronavirus/2019-ncov/hcp/dental-settings.html（2020.12.13 アクセス）

2) 日本歯科医師会：『新型コロナウイルス感染症外来診療ガイド 第2版』，http://dl.med.or.jp/dl-med/teireikaiken/20200610_5.pdf（2020.12.13 アクセス）

（小原由紀／品田和美）

2）歯科治療前に行う感染予防策

① 患者さん本人や周囲に体調の悪い方がいないことを確認して，診療室に入っていただきます．
② サージカルマスクとフェイスシールドを着用し，診療前にグローブを装着します（図8）．
③ マスク，眼鏡をはずしてペーパーの上に置いてもらいます（図9）．
④ 手洗い後はペーパーで水分を吸わせるように押し当て，（擦ると皮膚を傷つけやすく感染の危険性が高まる）．使用後はダストボックスに入れます　※場合によっては，診療室に入る前に待合室の洗面所で手洗いをしていただくこともあります（図10）．
⑤ 治療前後の含嗽（口（ブクブク）うがいと喉（ガラガラ）うがい）
　治療開始前に消毒薬で含嗽してもらい，口腔内の微生物数レベルを下げることも飛沫感染対策として，診療室の環境を清潔に保つために簡便な手段とされています．

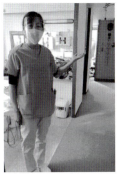
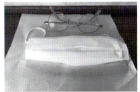
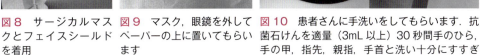

図8　サージカルマスクとフェイスシールドを着用
図9　マスク，眼鏡を外してペーパーの上に置いてもらいます
図10　患者さんに手洗いをしてもらいます．抗菌石けんを適量（3mL以上）30秒間手のひら，手の甲，指先，親指，手首と洗い十分にすすぎます
ペーパーで水分を吸わせるように押し当て，使用後はダストボックスに入れます

3）歯科治療中における感染予防策

（1）エアロゾル感染の概念

　「公益社団法人日本医師会：新型コロナウイルス感染症外来診療ガイド」では「飛沫感染と接触感染が主な感染経路だがこれだけでは説明できないのが，マイクロ飛沫やエアロゾルとよばれるウイルスを含むごく小さな水滴からの感染である．換気のできない部屋では3時間以上も空中に浮遊し，感染の原因となりうる．エアコンでこれが拡散されると普通の飛沫では届かない距離にいるヒトに感染する可能性がある」と説明されています．

（2）診療室内のエアロゾル対策：吸引装置の適正使用

・患者さんの口から放出される液滴とエアロゾルの分散を防ぐために，口腔内での歯科用バキュームの確実，的確な操作が求められます．
・また，口腔外バキューム（口腔外吸引装置）の活用も望ましいとされています（図11）．
・エアタービン，ハンドピース，超音波スケーラーなどの使用時に放出される水量について意識を向け，適正な水量調整により飛沫を最小限に抑えることも大切です．

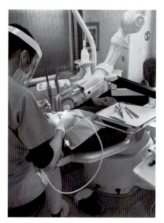

図 11　口腔外バキュームとフェイスシールドの使用

（3）グローブ，ゴーグルまたはフェイスシールド，の取り扱いについて
・グローブは患者さんごとに交換します．
・治療前後（手袋の装着前後）には，手指衛生（手洗い，手指消毒）を徹底します．
・新型コロナウイルスは，口，鼻，目の粘膜から侵入してきます．眼への暴露の可能性があるため，エアロゾルへの対策として，眼鏡ではなく，ゴーグルまたはフェイスシールドを装着する必要があります（図 11）．
・グローブなどの個人防護具を外す際には，環境を汚染しないように外し，所定の場所に廃棄します．

（4）歯科用ユニット，周囲，その他接触部位の消毒
・新型コロナウイルスは，エンベロープを有するためアルコールにより不活化します．また，環境消毒には次亜塩素酸ナトリウム水溶液も用いることができます．有効性を高めるためにアルコールは 70％以上 95％以下，次亜塩素酸ナトリウム水溶液は 0.05％の濃度が推奨されています．

4）スタッフに関する留意点

（1）体調管理
　歯科医療従事者が感染源とならないために，スタッフの健康管理が大切です．
・毎日欠かさず体温を計ること（朝，夜）．それを報告するシステム構築も有効です．
・倦怠感などの症状があれば責任者に報告，相談の上，状態により自宅待機を考慮に入れるようにしましょう．

（2）スタッフルームでの注意事項
・対面での食事は注意が必要です．
・密状態での会話は行わないようにしましょう．
・適切に診療着の着脱や交換管理を行いましょう．
・診療室，待合室のみでなく，スタッフルームにおける換気にも注意するようにしましょう．

（品田和美）

5) 日本語以外を母語とする患者さんへの対応

外国語を母語とする患者さんとのコミュニケーションは非常時ほど大切です．新型コロナウイルス感染対応下で使用が想定されるおもなフレーズを英語，中国語で示します

（1）英語を母語とする患者さんの場合

①来院時に

日本語	English
当院では，新型コロナウィルス感染対策を行っております．（掲示文）	We are taking measures against the new coronavirus in our clinic.
マスクの着用をお願いします．	Please wear a face mask.
体温の測定をお願いします．	May I take your temperature please? Please take your temperature by yourself.（自分で測ってもらう場合）
アルコール手指消毒をお願いします．	Please sanitize your hands.
入口でのアルコール消毒をお願いします．	Please use the hand sanitizer before entering the clinic.

②待合室で

日本語	English
大きな声での会話はお控えください．	Please refrain from loud conversation.
換気は十分に行っております．	Ventilation is regularly performed in the facility.

③診療を始める前に

日本語	English
マスクを外してください．	Please take off your face mask.
洗口剤で口をゆすいでください．	Please gargle with the mouthwash.

④予約を取り終わったら

日本語	English
当院の感染対策にご協力いただきありがとうございました．	We appreciate your cooperation with the infection control measures at our clinic.

⑤患者から感染対策の質問があった場合

日本語	English
当院では，消毒液（アルコールなど）を用い院内の感染対策を行っています．	We use disinfectants and other measures to prevent the spread of infection in the clinic.
診療やスタッフの飛沫感染対策は行っています．	We take measures during treatments and between staffs to prevent the splattering of droplets.
ご理解ありがとうございます．	Thank you for your understanding.

（荒川優子）

（2）中国語を母語とする患者さんの場合
①来院時に

日本語	中国語
当院では，新型コロナウイルス感染対策を行っております．	ベンユアンシーシンユーファンシングアンビンドゥーガンシエン ダ ドゥイツー **本院实行预防新冠病毒感染的对策.**
マスクの着用をお願いします．	チンダイハオコウジャオ **请戴好口罩.**
体温の測定をお願いします．	チンツーリァンティーウェン **请测量体温.**
アルコール手指消毒をお願いします．	チンヨンジュージンシャオドゥーイエゲイショウジーシャオドゥー **请用酒精消毒液给手指消毒.**

②待合室で

日本語	中国語
大きな声での会話はお控えください.	チンブーヤオダーシェンシュオフア 请不要大声说话.
換気は十分に行っております.	チョンフンジンシントンフェンフアンチー 充分进行通风换气.

③診療を始める前に

日本語	中国語
マスクを外してください.	チン バ コウジャオトゥオディアオ 请把口罩脱掉.
洗口剤で口をゆすいでください.	チンヨンシューコウイエシューコウ 请用漱口液漱口.

④予約を取り終わったら

日本語	中国語
当院の感染対策にご協力いただきありがとうございました.	ガンシエニンシエジュウベンユアン ダ ユーファンガンシエンドゥイツー 感谢您协助本院的预防感染对策.

⑤患者から感染対策の質問があった場合

日本語	中国語
当院では，消毒液等を用い院内の感染対策を行っています.	ベンユアンヨン シャオドゥーイ エデンシーシン ユーファンユアンネイガンシエン ダ 本院用消毒液等实行预防院内感染的 ドゥイツー 对策.
診療やスタッフの飛沫感染対策は行っています.	シーシンユーファンジェンリャオイージー ゴンツオレンユエンデンフェイモーガンシエン 实行预防诊疗以及工作人员等飞沫感染 ダ ドゥイツー 的对策.

（合場奈美）

109

さくいん

あ

アクシデント……………………… 49
アセスメント……………………… 71
アポイントメント……… 13, 22
　　──のコントロール
……………………………………… 13
　　　──の決定……………… 13
　　　──（急患）…………… 14
挨拶………………………………… 7

い

インシデント……………………… 49
インシデント・アクシデントへの
対応………………………………… 49
医薬品の取り扱い………………… 57
医療費の患者負担割合…………… 84
医療保険制度……………………… 83
　　──の基礎知識……………… 83
痛みへの配慮……………………… 19
印象採得…………………………… 20
院内資料の作成…………………… 60

う

うがいのタイミング……………… 19
受付………………………………… 16

え

英語を母語とする患者さんの場合
……………………………………… 32
婉曲語法…………………………… 29

お

お辞儀の仕方……………………… 7

か

カウント法………………………… 29
カルテ…………………………… 54, 87
加齢に伴う変化…………………… 26
会計……………………………… 21, 81
外国人への対応…………………… 32
片付け……………………………… 22
患者さん以外の電話……………… 46

患者対応…………………………… 26
患者対応の基本…………………… 12
患者申出療養……………………… 86
患者誘導…………………………… 17

き

キャンセルへの対応……………… 44
既往歴……………………………… 63
記録………………………………… 22
基本のマナー……………………… 7
客観的データ……………………… 71
急患への対応……………………… 42
共感力……………………………… 6
共済組合…………………………… 83
協会けんぽ………………………… 83
業務記録…………………………… 22
　　──の書き方………………… 71

く

クッション言葉…………………… 11
苦情への対応……………………… 53
組合管掌健康保険………………… 83
組合健保…………………………… 83
車椅子……………………………… 27

け

計画………………………………… 71
敬語………………………………… 7
健康保険…………………………… 83
謙譲語……………………………… 7
現病歴……………………………… 63

こ

個人情報…………………………… 54
　　──の取り扱い……………… 54
広域連合…………………………… 84
行動パターン……………………… 5
行動変容法………………………… 28
後期高齢者医療広域連合………… 84
後期高齢者医療制度……………… 84
高額医療・高額介護合算療養費制
度…………………………………… 85
高額療養費制度…………………… 85
高齢の患者さんへの対応………… 26
高齢者受給者証…………………… 16
国民健康保険……………………… 84

言葉遣い…………………………… 7
混合診療…………………………… 85

さ

差別語……………………………… 8
在庫管理…………………………… 56

し

しつけ……………………………… 58
支払い……………………………… 86
視覚障害への対応………………… 30
歯科医療従事者…………………… 5
歯科衛生士業務記録……………… 55
歯科診療報酬点数表……………… 86
　　──の構成…………………… 86
歯科訪問診療……………………… 76
　　──の流れ…………………… 76
次回のアポイントメント………… 22
時間………………………………… 13
時間配分…………………………… 13
主観的データ……………………… 71
主訴………………………………… 63
守秘………………………………… 62
守秘義務…………………………… 88
小児の患者さんへの対応………… 28
傷病名とその略称……… 88, 89
障害のある患者さんへの対応
……………………………………… 30
情報共有………………………… 62, 69
職域保険…………………………… 83
新型コロナウイルス感染症…101
診察券…………………………… 16, 17
診療後……………………………… 22
診療時の配慮……………………… 17
診療報酬の請求…………………… 86
診療報酬費の請求・支払いなどの
手順………………………………… 87
診療報酬明細書…………………… 86
診療録…………………………… 55, 87
　　──の基礎知識……………… 87
　　──の取り扱い……………… 55

せ

セールスへの対応………………… 48
せん妄……………………………… 27
清潔………………………………… 58

清掃…………………………… 58
精神症状と特徴……………… 27
整頓…………………………… 58
整理…………………………… 58
切削音………………………… 20
船員保険……………………… 83
選定療養……………………… 86
全国健康保険協会管掌健康保険
……………………………… 83

そ
尊敬語………………………… 7

た
退室後の確認と清掃………… 21

ち
チームケア…………………… 81
地域保険……………………… 84
治療後の説明………………… 20
治療後の配慮………………… 20
治療時間……………………… 13
治療前の確認事項…………… 18
治療中の配慮………………… 18
治療的自我…………………… 5
治療内容報告書……………… 81
治療費の支払い……………… 81
中国語を母語とする患者さんの場
合……………………………… 38
駐車許可制度………………… 76
聴覚障害への対応…………… 31

つ
杖……………………………… 27

て
電子レセプト請求…………… 90
電話応対……………………… 10

と
トークンエコノミー法……… 29
動機…………………………… 63

な
ナラティブ…………………… 4

に
認知機能低下………………… 27
認知症患者への対応………… 27

は
ハインリッヒの法則………… 49
バイタルサイン……………… 27
バキューム操作……………… 21
パソコンの利用……………… 59
発注…………………………… 56

ひ
ヒヤリハット………………… 49
非言語的なメッセージ……… 27
被用者保険…………………… 83
評価療養……………………… 86

ふ
ファイブエス………………… 57
不快への配慮………………… 19
物品の管理…………………… 55
文書の保存期間……………… 55

ほ
歩行器………………………… 27
保険医………………………… 85
保険医療機関………………… 85
保険医療機関及び保険医療養担当
規則…………………………… 88
保険外併用療養費…………… 85
保険外併用療養費制度……… 86
保険証………………………… 16
保護者への対応……………… 28
訪問時のマナー……………… 77
報告…………………………… 9
他の医療・介護職との連携… 81

ま
待合室………………………… 16
　──の管理………………… 58

み
ミーティング………………… 15
身だしなみ…………………… 9
水回り………………………… 58

め
メディカルインタビュー…… 65
名刺の渡し方……………… 78，79

も
問診…………………………… 17
問診票………………………… 62
問診例………………………… 23

よ
要配慮個人情報……………… 54
抑うつ………………………… 27

ら
来院時の配慮………………… 17
来客への対応………………… 46

り
療養担当規則………………… 88

れ
レセプト……………………… 86
レセプトコンピュータ……… 89
　──の基礎知識…………… 89
連絡…………………………… 9

欧
COVID-19…………………………101
EBM …………………………… 4
IT 機器の活用 ……………… 59
NBM ………………………… 4
SOAP………………………… 71
Tender Loving Care ……… 28
TSD 法 …………………… 29

数
5S ……………………………… 58

111

【執筆者略歴（執筆順）】

水木さとみ

1982年	法政大学社会学部卒業
1985年	日本歯科大学附属歯科専門学校歯科衛生士科卒業
1996年	横浜市立大学医学部研究生（口腔外科学）
2003年	東京医科歯科大学頭頸部心身医学分野客員臨床講師
2005年	医学博士（横浜市立大学）
2013年	医療法人社団信和会ミズキデンタルオフィス理事
2014年	多摩大学大学院経営情報学研究科（MBA課程）客員教授
同　年	学校法人みなとみらい学園横浜歯科医療専門学校非常勤講師（心理学講座）
2024年	横浜歯科医療専門学校歯科衛生士学科・歯科技工士学科非常勤講師（コミュニケーション論）

山岸弘子

1981年	昭和女子大学文学部卒業
1985年	学校法人NHK学園講師
2002年	全日本空輸（ANA）社内教育資料作成協力
2003年～	歯科医師会（京都府，熊本県，高知市，仙台市），歯科衛生士会（長野県），大学（東京歯科大学，昭和大学歯学部，長崎大学医学部，日本大学医学部，福島県立医科大学ほか）における講演，テレビ出演（NHK『視点・論点』）などで活動
2016年	東京外国語大学総合国際学研究科博士前期課程修了

品田和美

1977年	アポロ歯科衛生士専門学校卒業
1980年	医療法人社団救歯会黒田歯科医院勤務（～2022年）
2008年	日本歯周病学会（認定歯科衛生士）
2011年	日本臨床歯周病学会（認定歯科衛生士）
2013年	日本顎咬合学会（認定指導歯科衛生士）

小原由紀

1998年	東京医科歯科大学歯学部附属歯科衛生士学校卒業
同　年	歯科診療所勤務
2008年	東京医科歯科大学歯学部口腔保健学科卒業
2009年	東京医科歯科大学歯学部口腔保健学科特任助教
2014年	東京医科歯科大学大学院医歯学総合研究科歯科医療行動科学分野修了
同　年	東京医科歯科大学大学院医歯学総合研究科口腔健康教育学分野講師
同　年	日本歯科衛生士会・老年歯科（認定歯科衛生士）
2019年	東京都健康長寿医療センター研究所専門副部長
2022年	東京都健康長寿医療センター研究所研究員／仙台歯科医師会在宅訪問・障害者・休日夜間歯科診療所勤務
2024年	宮城高等歯科衛生士学院教務主任

鈴木厚子

1986年	東京医科歯科大学歯学部附属歯科衛生士学校卒業
1995年	東京都足立区歯科医師会口腔保健センター（非常勤，～2021年）
1996年	東京都国分寺市福祉保健部健康推進課勤務（嘱託，～2010年）
2006年	放送大学（発達と教育）卒業
同　年	日本心理学会（認定心理士）
2009年	人間総合科学大学大学院修士課程修了
2010年	東京都立小児総合医療センター看護部看護科（非常勤，～2021年）
2011年	日本歯科衛生士会・摂食嚥下リハビリテーション（認定歯科衛生士）
2012年	放送大学（社会と産業）卒業
2013年	日本摂食嚥下リハビリテーション学会（認定士）
2015年	放送大学（生活と福祉）卒業
2016年	日本歯科衛生士会・障害者歯科（認定歯科衛生士）
2021年	原宿リハビリテーション病院勤務
2024年	東京都立府中療育センター勤務

安田昌代

1998年	東京医科歯科大学歯学部附属歯科衛生士学校卒業
2009年	東京医科歯科大学歯学部口腔保健学科卒業
同　年	横浜市歯科保健医療センター勤務
2013年	東京医科歯科大学歯学部附属病院口腔ケア外来助教
2019年	新潟大学大学院医歯学総合研究科博士課程修了
同　年	東京医科歯科大学非常勤講師
2021年	横浜市歯科保健医療センター 勤務
2024年	鶴見大学短期大学部歯科衛生科 講師
2006年	介護支援専門員
2021年	日本摂食嚥下リハビリテーション学会 認定士
2022年	日本歯科麻酔学会（認定歯科衛生士）
2023年	日本歯科衛生士会 認定歯科衛生士（障害者歯科）

荒川優子

2013年	カナダブリティッシュコロンビア州ウエストバンクーバー高校卒業
2017年	福岡医療短期大学歯科衛生学科卒業
2022年	日本歯科大学生命歯学部卒業
同　年	日本歯科大学附属病院勤務

合場奈美

2004年	中国浙江大学留学（～2005年）
2007年	静岡県立大学国際関係学部卒業
同　年	株式会社JALスカイ勤務
2010年	全日本空輸株式会社勤務
2017年	日本歯科大学生命歯学部編入
2022年	日本歯科大学生命歯学部卒業
同　年	日本歯科大学附属病院勤務

筋野真紀
2000年	日本歯科大学附属歯科専門学校歯科衛生士科卒業
同 年	井荻歯科医院勤務
2009年	日本口腔インプラント学会（認定歯科衛生士）
2014年	日本医療機器学会（第2種滅菌技士認定）
2017年	すじの歯科クリニックふじみ野勤務

小森朋栄
1981年	日本歯科大学附属歯科専門学校歯科衛生士科卒業
2000年	井荻歯科医院勤務
2007年	日本大学商学部卒業
2008年	日本歯周病学会（認定歯科衛生士）
2009年	日本歯科大学東京短期大学専攻科歯科衛生学専攻非常勤講師
2013年	日本歯科衛生士会・摂食嚥下リハビリテーション（認定歯科衛生士）
2019年	日本歯科衛生士会　研修指導者・臨床実地指導者（認定歯科衛生士）

田中純子
2007年	白百合女子大学文学部国語国文科卒業
2010年	専門学校名古屋デンタル衛生士学院卒業
同 年	井荻歯科医院勤務（〜 2022年）
2013年	日本医療機器学会（第2種滅菌技師認定）
2015年	日本口腔インプラント学会（認定歯科衛生士）

細入枝里
2014年	日本歯科大学東京短期大学歯科衛生学科卒業
2015年	日本歯科大学東京短期大学専攻科歯科衛生学専攻修了
同 年	日本医科大学付属病院口腔科勤務
2017年	日本口腔ケア学会（認定資格4級）
2022年	日本歯科衛生士会　医科歯科連携・口腔機能管理（認定歯科衛生士）

木戸田直実
1993年	千葉県立衛生短期大学歯科衛生学科卒業
同 年	歯科医院勤務（〜 2004年）
2001年	介護支援専門員取得
2004年	デンタルサポート株式会社勤務（〜 2016年）
2012年	千葉県立保健医療大学非常勤講師
2018年	東北大学大学院歯学研究科修士課程修了
同 年	千葉県立保健医療大学歯科衛生学科助教（〜 2019年）
2020年	社会福祉法人千葉県社会福祉協議会

大島克郎
1999年	日本歯科大学歯学部卒業
2003年	日本歯科大学大学院歯学研究科修了
2007年	日本歯科大学附属病院講師
2009年	厚生労働省等勤務
2015年	日本歯科大学東京短期大学教授

猿谷芳朗
1980年	拓殖大学政経学部経済学科卒業
1984年	沖電気工業株式会社勤務
2003年	メディカルデータベース株式会社勤務
2010年	株式会社ジーシーアイコミュニケーションズ代表取締役社長

【編者略歴（五十音順）】

合場千佳子（あいばちかこ）
1980年　日本歯科大学附属歯科専門学校卒業
1997年　明星大学人文学部教育心理学科卒業
2005年　日本歯科大学東京短期大学講師
2006年　立教大学異文化コミュニケーション研究科修士課程修了
2008年　日本歯科大学東京短期大学准教授
2012年　日本歯科大学東京短期大学教授
同　年　日本口腔衛生学会・口腔保健管理（認定歯科衛生士）
2024年　日本歯科大学東京短期大学特任教授

山根　瞳（やまねひとみ）
1970年　東京歯科大学卒業
1974年　東京歯科大学大学院修了（歯学博士）
同　年　東京歯科大学講師
同　年　アポロ学園歯科衛生士学校講師
1981年　今尾歯科医院勤務
同　年　東京都養育院附属病院非常勤医員
1986年　アポロ学園歯科衛生士学校校長（現アポロ歯科衛生士専門学校）
2021年　アポロ歯科衛生士専門学校名誉校長

品田和美（しなだかずみ）
1977年　アポロ歯科衛生士専門学校卒業
1980年　医療法人社団救歯会黒田歯科医院勤務（～2022年）
2008年　日本歯周病学会（認定歯科衛生士）
2011年　日本臨床歯周病学会（認定歯科衛生士）
2013年　日本顎咬合学会（認定指導歯科衛生士）

水木さとみ（みずき さとみ）
1982年　法政大学社会学部卒業
1985年　日本歯科大学附属歯科専門学校歯科衛生士科卒業
1996年　横浜市立大学医学部研究生（口腔外科学）
2003年　東京医科歯科大学頭頸部心身医学分野客員臨床講師
2005年　医学博士（横浜市立大学）
2013年　医療法人社団信和会ミズキデンタルオフィス理事
2014年　多摩大学大学院経営情報学研究科（MBA課程）客員教授
同　年　学校法人みなとみらい学園横浜歯科医療専門学校非常勤講師（心理学講座）
2024年　横浜歯科医療専門学校歯科衛生士学科・歯科技工士学科非常勤講師（コミュニケーション論）

デンタルスタッフのクリニカルマナー
歯科医院における受付・患者応対と事務　　ISBN978-4-263-42244-1

2018年 2 月10日　第 1 版第 1 刷発行
2025年 1 月20日　第 1 版第 8 刷発行

編　著　合場千佳子ほか
発行者　白　石　泰　夫
発行所　医歯薬出版株式会社

〒113-8612　東京都文京区本駒込 1-7-10
TEL. (03) 5395-7638（編集）・7630（販売）
FAX. (03) 5395-7639（編集）・7633（販売）
https://www.ishiyaku.co.jp/
郵便振替番号 00190-5-13816

乱丁，落丁の際はお取り替えいたします．　　印刷・木元省美堂／製本・皆川製本所
©Ishiyaku Publishers, Inc., 2018. Printed in Japan

本書の複製権・翻訳権・翻案権・上映権・譲渡権・貸与権・公衆送信権（送信可能化権を含む）・口述権は，医歯薬出版㈱が保有します．
本書を無断で複製する行為（コピー，スキャン，デジタルデータ化など）は，「私的使用のための複製」などの著作権法上の限られた例外を除き禁じられています．また私的使用に該当する場合であっても，請負業者等の第三者に依頼し上記の行為を行うことは違法となります．
JCOPY ＜出版者著作権管理機構 委託出版物＞
本書をコピーやスキャン等により複製される場合は，そのつど事前に出版者著作権管理機構（電話 03-5244-5088，FAX 03-5244-5089，e-mail：info@jcopy. or. jp）の許諾を得てください．